学習療法® 支援の５つのポイント

●このページから12ページまでは学習を始める前にドリルから切り離して、大切に保管してください。

学習療法®は、認知症《にんちしょう》の症状を改善する効果があることが科学的に証明されておりますが、学習を継続し、効果を高めるためには、正しい理解のもとに学習が行われることが必要です。学習療法を支援するにあたって大切な５つのポイントをご紹介します。

●学力を高めるのが目的ではありません

学習療法の目的は、認知症の症状を改善したり、その進行を緩《かん》和《わ》するために、大脳の働きを活性化することです。学力を高めることではありません。「頭の体操をしましょう」というふうに声かけをして高齢者に学習をすすめます。なぜやさしい内容を学習するのかをきちんと説明すれば、高齢者の自尊心《じそんしん》を傷つけることはありません。

●コミュニケーションをとりながら学習する

ひとりで学習してもらうのではなく、**必ず学習を支援する方がそばについてください。**学習する内容を話題にしてコミュニケーションをとることが大脳の働きをさらに活発にします。

●楽にスラスラできる教材を選ぶ

難しい問題を考えこんで解《と》くよりもやさしい問題をスラスラ解くほうが、大脳がはるかに活発に働きます。高齢者の負担にならないように、楽にできる教材を選ぶことが大切です。

●１００点満点がとれたことを互いに喜び、ほめ、認める

学習療法は楽にスラスラできる教材を学習しますから、おおむね１００点がとれます。もしミスがあってもバツをつけたり叱責《しっせき》することなく、「ちょっと勘違《かんちが》いしましたね。もう一度見直してみましょう」と自尊心を尊重した声かけをして、いつも１００点で終わるようにします。そして１００点満点がとれたことを互いに喜び、ほめ、そして認めるようにします。

●規則正しく少しずつ学習する

できるだけ週5日間、時間を決めて学習するようにしてください。一度にまとめてたくさん学習することは効果が上がりませんし、負担になりますので避けてください。また、体調がよくないときなどは無理をせずに学習を休んでください。

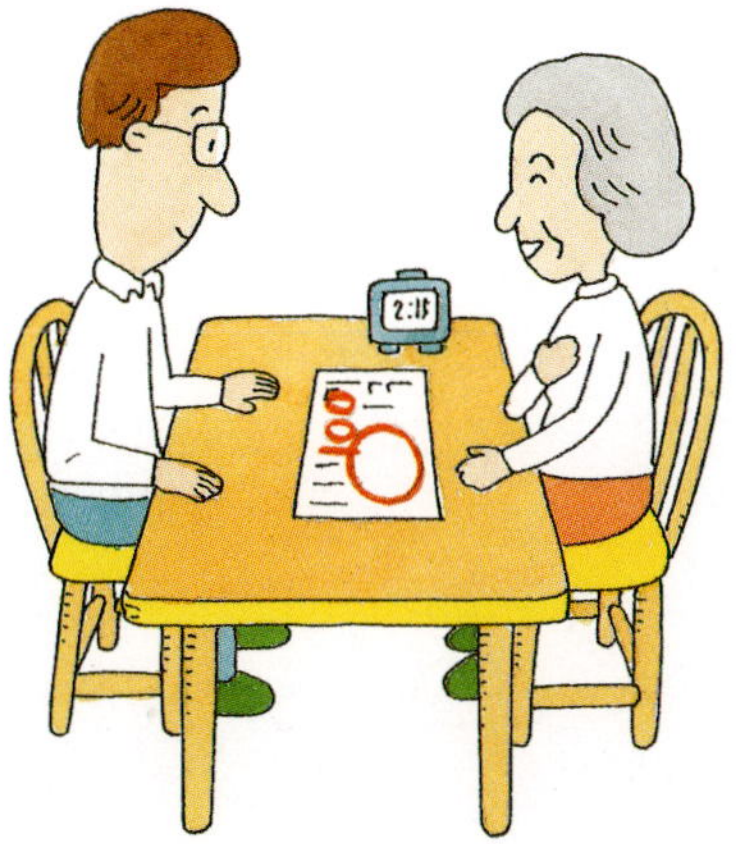

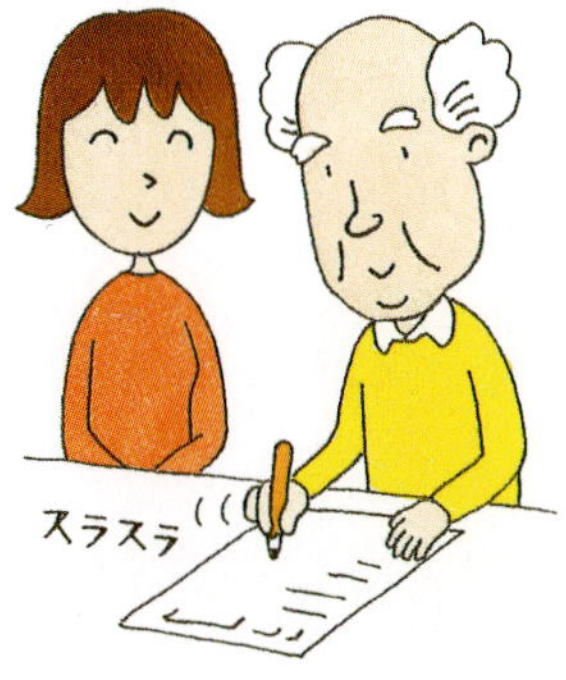

このドリルでの学習の進め方

学習療法®の楽しさや効果を体験していただくためには、正しく学習を進めることが大切です。まず、「このドリルを手に取られた方へ」と「学習療法支援の５つのポイント」をよくご理解いただいたうえで、以下の要領で学習をお進めください。

《はじめに》

この『脳を鍛える学習療法ドリル』シリーズには「読み書き」と「計算」（それぞれ「A」「B」「C」の3種）があります。「読み書き」と「計算」の両方を学習される方がより効果が高くなります。

● 1週間の学習回数

週5日間学習することが標準ですが、少なくとも週に3日は学習するようにしてください。

● 1日の学習枚数

「読み書き」ドリル、「計算」ドリルそれぞれ1日5枚の学習が標準です。これは無理なく学習すると、各5～10分でできる量です。もし、これ以上時間がかかる場合には、枚数を減らしてみてください。それでもなお、これ以上の時間がかかる場合にはよりやさしいレベルのドリルを学習することをおすすめします。

また、長時間学習しても効果は高まりませんので、一度にたくさんの枚数を学習することは避けてください。

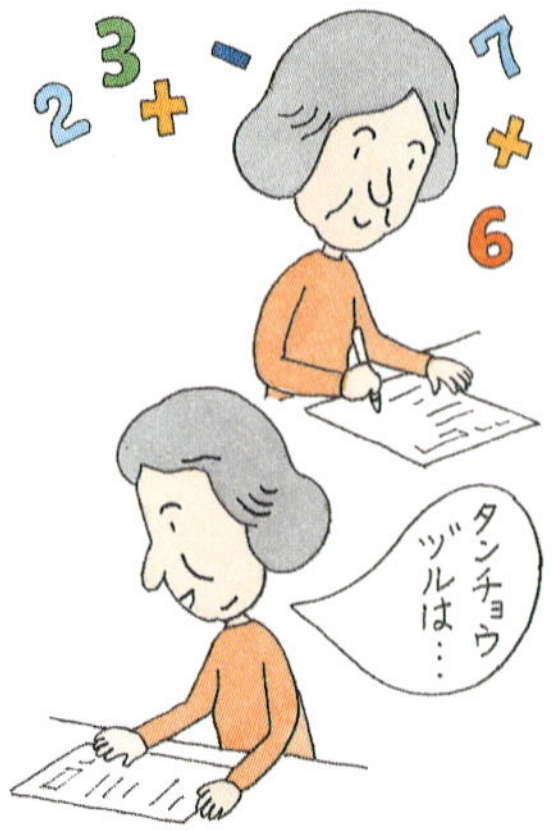

● 1日の学習時間

前記の5～10分の学習時間はドリルを解く正味《しょうみ》の時間です。正味の学習時間とともに、学習内容を話題にしたコミュニケーションの時間を十分にとってください。コミュニケーションと「読み書き」「計算」ドリルをする時間の合計は30分程度を目安にしてください。

学習に必要な備品

鉛筆
（2B程度の書きやすいもの）
消しゴム
時計
（高齢者が見やすいデジタル時計がおすすめ）
メガネ
（必要に応じて）

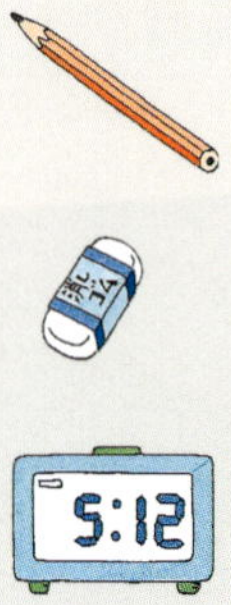

毎日の学習の進め方

事前にその日に学習する分を1枚ずつ、ドリルから切り離しておきます。

「読み書き」と「計算」は、どちらを先に学習してもかまいませんが、よりコミュニケーションをとりやすい「読み書き」を先に学習することをおすすめします。

1 「読み書き」ドリルの学習

❶ 名前・日付・開始時刻の記入

学習者が1枚目にだけ、名前・日付・学習開始時刻を記入します。

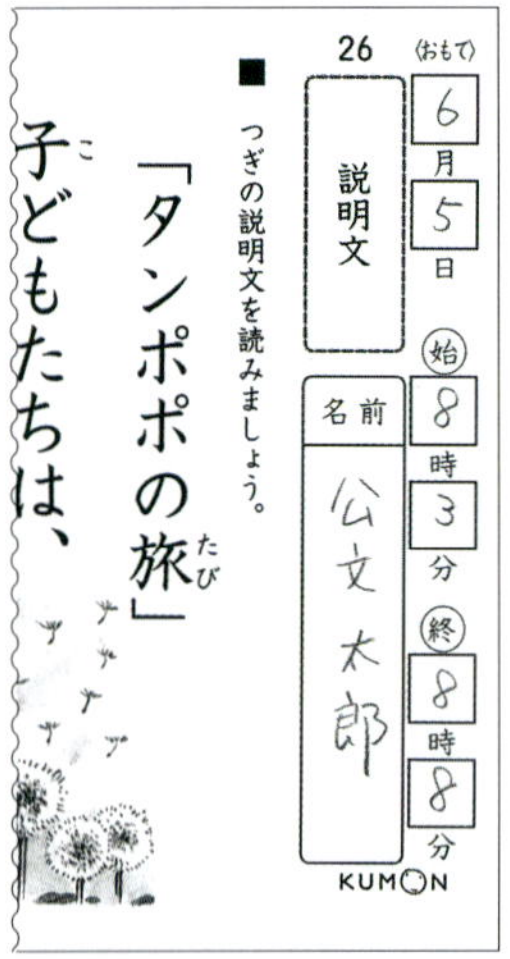

このことは生活感覚を高めるとともに、コミュニケーションを充実させる糸口になります。

※学習者がどのような文字（ひらがな・カタカナなど）で書いてもそれを尊重してください。学習者がそれらを書くことが困難なときは、学習を支援する方が代わりに記入してください。

❷ 学習する

「読み」のところでは、声を出して読んでいただき、学習を支援する方は、スラスラと読めていることや声がよく出ていることなどをほめます。

「書き」のところでは、文字をきれいに書くことにこだわる必要はありません。

❸ 終了時刻の記入

開始時刻を記入した1枚目に学習を終了した時刻を記入します。この記入をすることで、適切な学習時間を心がけてください。

❹ 大きなマルと100点をつける

表・裏とも下のように大きなマルをつけてください。表には「100」を大きく書きます。

大きなマルや100点は、高齢者が学習したことをしっかり認めるサインになります。

このときに、学習者と学習を支援する方が、楽しく学習ができたことや100点がとれたことなどを一緒に喜んだり、学習の内容を話題にコミュニケーションをとってください。

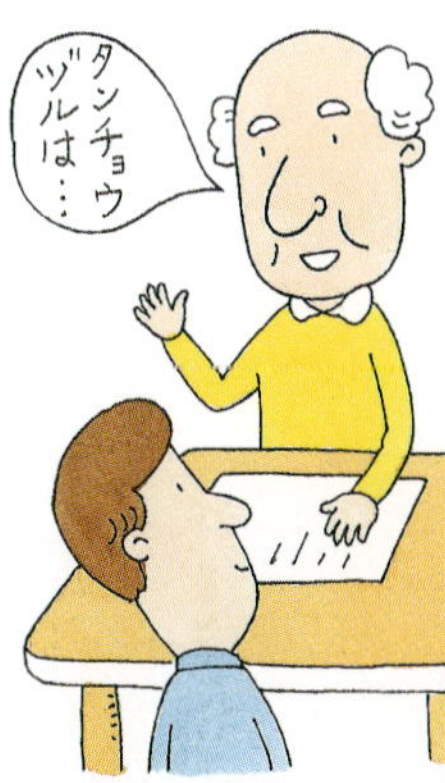

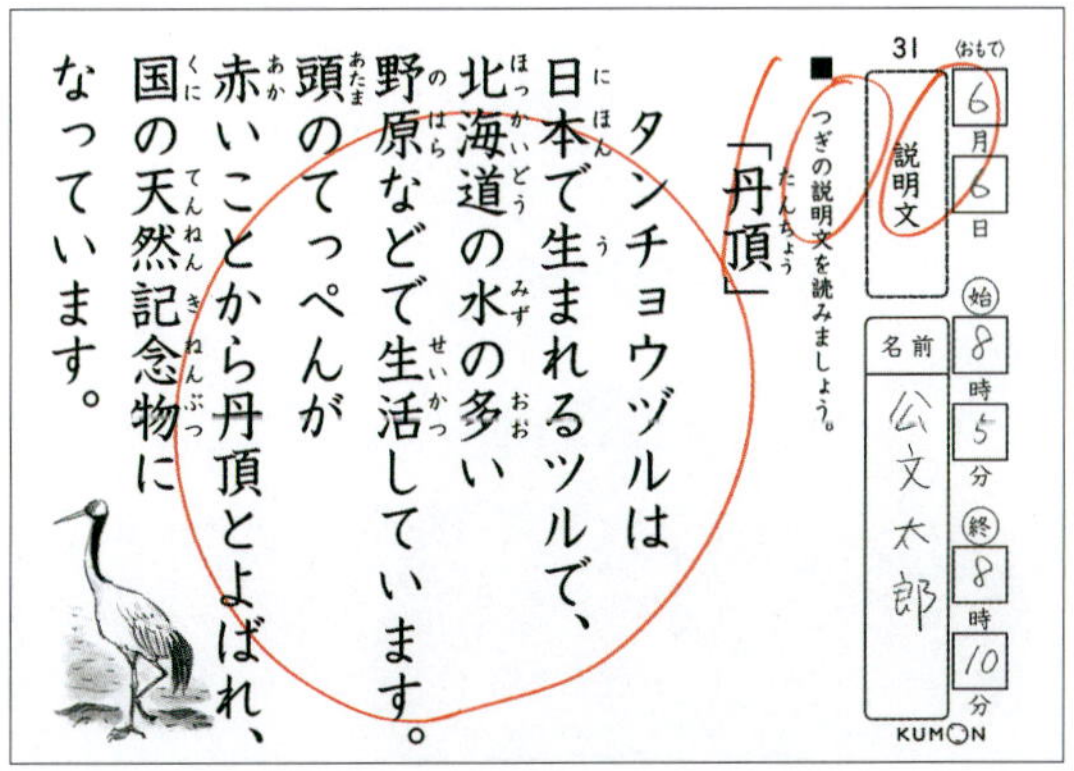
31 〈おもて〉 6月6日 説明文
始 8時5分 終 8時10分
名前 公文太郎
■つぎの説明文を読みましょう。

「丹頂《たんちょう》」

タンチョウヅルは
日本《にほん》で生《う》まれるツルで、
北海道《ほっかいどう》の水《みず》の多《おお》い
野原《のはら》などで生活《せいかつ》しています。
頭《あたま》のてっぺんが
赤《あか》いことから丹頂とよばれ、
国《くに》の天然記念物《てんねんきねんぶつ》に
なっています。

KUMON

2 「計算」ドリルの学習

❶ 名前・日付・開始時刻の記入

「読み書き」ドリルの学習と同様です。

❷ 学習する

計算では、問題と答えを声に出して、書くとよいでしょう。数字をきれいに書くことにこだわる必要はありません。

❸ 終了時刻の記入

「読み書き」ドリルの学習と同様です。

❹ 大きなマルと100点をつける

「読み書き」ドリルの学習と同様です。

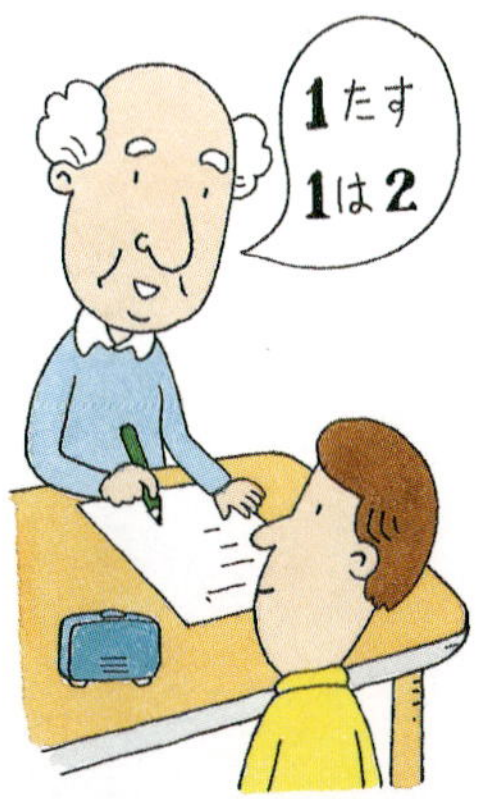

学習療法は科学的な実証を経て、世界に先駆けて日本で2001年に誕生しました。学習療法はどのようにして生まれてきたのでしょうか。また、学習療法によってなにができるのでしょうか。

学習療法の誕生と理論

東北大学加齢医学研究所所長・教授
川島隆太

脳と認知症

はじめに、人の脳の働きと認知症《にんちしょう》について、簡潔にご説明します。

前頭前野《ぜんとうぜんや》が脳の司令塔

脳は、大きなひとつのかたまりではなく、異なった機能を持ついくつかの領域に分かれています。大きくは、大脳《だいのう》、小脳《しょうのう》、脳幹《のうかん》とよばれる三つの部分に分かれます。この中で、人間としての特徴をいちばん表しているのは大脳の大脳皮質《だいのうひしつ》です。大脳皮質は、さらに後頭葉《こうとうよう》、側頭葉《そくとうよう》、頭頂葉《とうちょうよう》、前頭葉《ぜんとうよう》の四つの部分に分かれています。

サルおよびヒトの研究の結果、前頭葉の中の「前頭前野《ぜんとうぜんや》」という領域が、脳の他の領域を制御する最も高次な中枢であることが明らかになりました。前頭前野はひたいのちょうど裏側にあり、人間の大脳皮質の約30％を占める大きな領域です。この割合は、人間がいちばん大きく、高度な脳活動をすることで知られている類人猿《るいじんえん》でも、10％以下しかありません。つまり、大きく発達した前頭前野を持つことが、生物学的に見た人間の特徴といえるのです。

人間の前頭前野には、

①思考する
②行動を抑制《よくせい》する
③コミュニケーション（対話）をする
④意思決定をする
⑤情動（感情）を制御をする
⑥記憶をコントロールする
⑦意識・注意を集中する
⑧注意を分散する
⑨やる気を出す

などの働きがあります。

左から見た脳

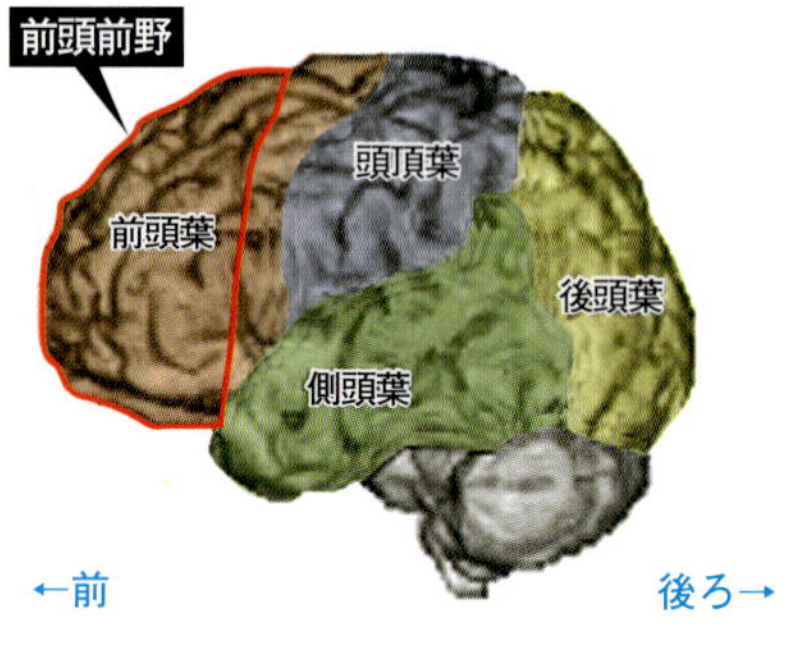

これらは、まさに人間を人間たらしめている高次の機能です。つまり、前頭前野は"人間の心"そのものといえるでしょう。また、前頭前野が命令を発することで、脳の他の領域の機能が働くという点で、「前頭前野は脳の司令塔《しれいとう》」ということもできます。

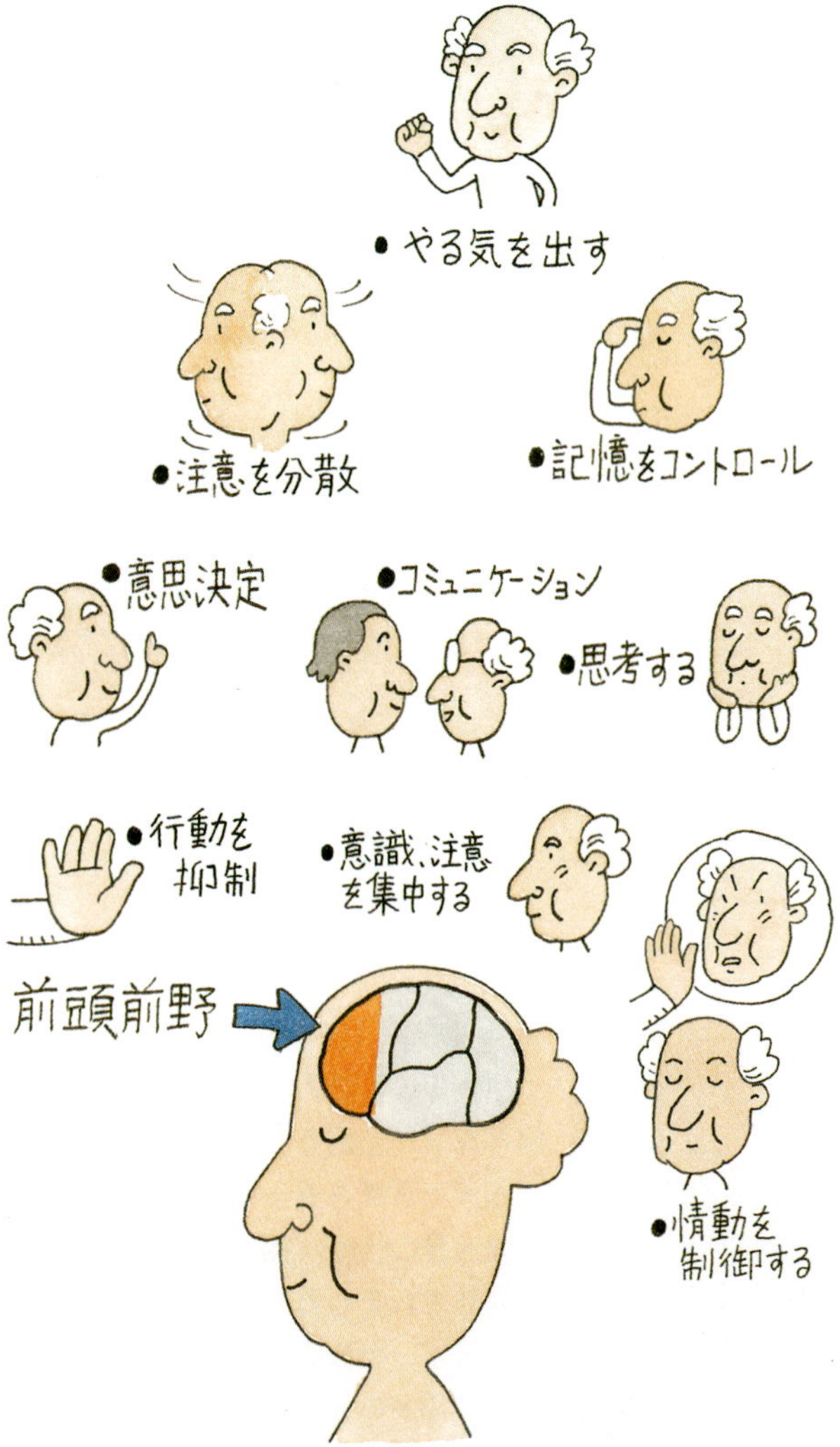

認知症はなぜ起こる

医学的研究から、加齢にともなって前頭葉の萎縮《いしゅく》が進むことや、前頭葉機能に障害が発生することがわかっています。とくに認知症高齢者では、前頭葉の血流や代謝《たいしゃ》が低下していることが明らかになってきました。

認知症の方と接するとき、第一に問題となるのがコミュニケーション障害です。言葉によるコミュニケーション、そして言葉によらないコミュニケーション（笑顔・表情の変化など）の双方《そうほう》がうまくいかず、他者との意思の疎通《そつう》が困難になります。感情のコントロールができず、突然怒りだしたりして周囲の方を困らせることにもなります。そして第二の問題は、身辺の自立がおぼつかなくなることです。自分で自分のことができなくなり、食事や衣服の着替えなど日常生活での基本的なことがらすべてに、他人の手助けが必要となります。

これら思考判断、コミュニケーション、感情、短期記憶、身辺自立などの機能は、前頭葉の前頭前野という領域によりコントロールされています。つまり、認知症の原因は様々ですが、社会生活で問題となるその症状のほとんどは、前頭前野の機能不全《きのうふぜん》によるものなのです。

音読・計算が前頭前野を活性化する

私たちが進めている脳機能イメージング研究は、簡単にいえば、人間がさまざまな行動や思考をしているときに脳がどのように働いているかを、画像としてとらえて分析する研究です。これは十数年ほど前に始まった最新の研究分野で、現在はおもにfMRIという装置を用いて研究されています。過去10年以上にわたって行われてきた数百の脳機能イメージング研究のデータから、脳を効率的に活性化する方法が発見されたのです。

fMRIによる画像では、脳が活性化している場所に色をつけて示すことができます。その結果、一桁《ひとけた》のたし算などの簡単な計算をしているときや、本を音読しているときに、左右の前頭前野を含めた大脳全体が活性化していることがわかりました。一方、一生懸命に物事を考えているときや、複雑な計算問題をしているときには、一般的に想像されるほど前頭前野は活性化していませんでした。さらに、その後の研究から、スラスラと計算したり音読したりすればするほど、前頭前野がより活性化することもわかってきました。

そこで、私たちは、前頭前野の活性化が、前頭前野の機能を改善・向上させることを可能にするのではないか、という仮説を立てまし

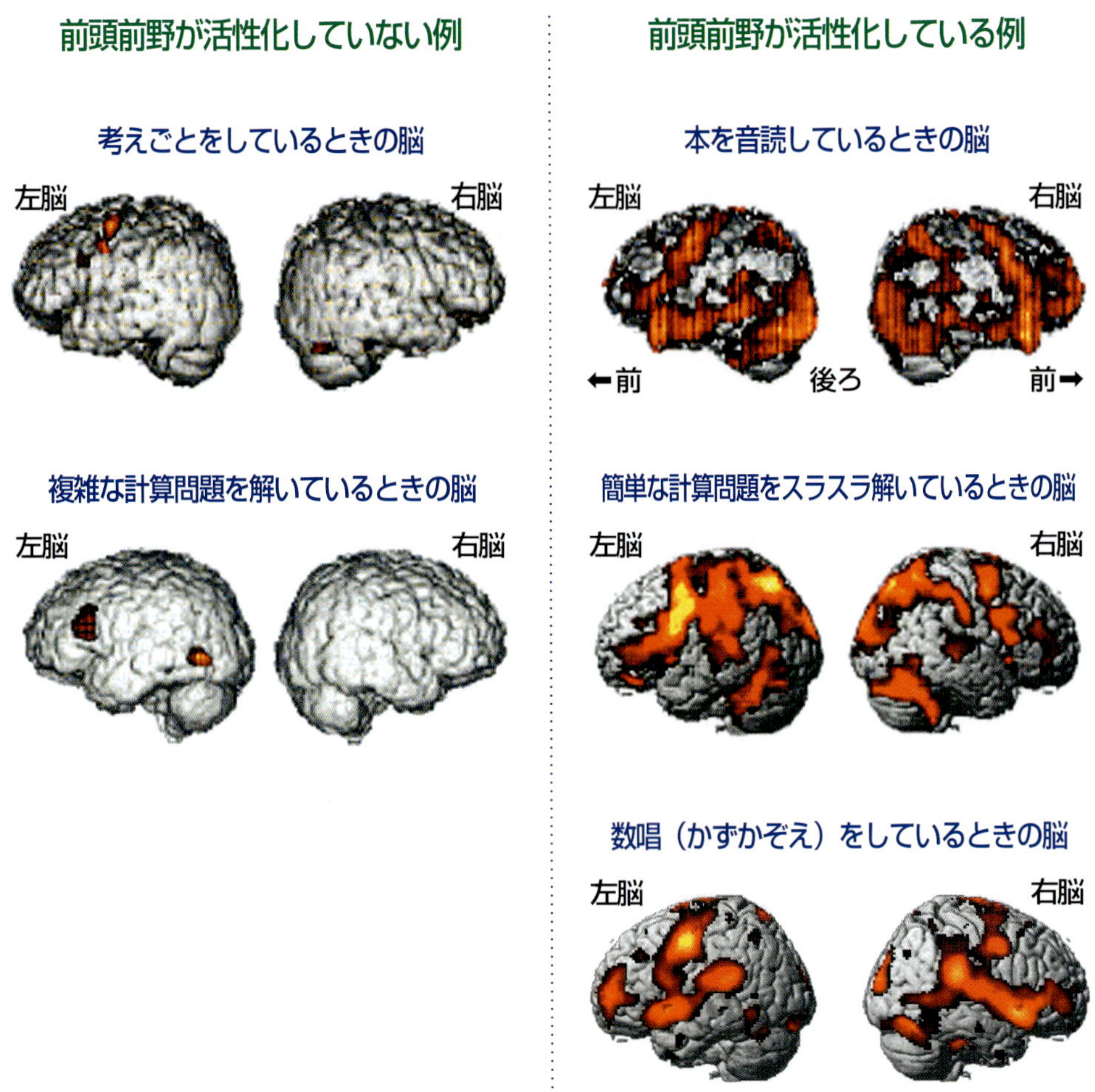

前頭前野が活性化していない例
考えごとをしているときの脳

複雑な計算問題を解いているときの脳

簡単な計算問題をスラスラ解いているときの脳

数唱（かずかぞえ）をしているときの脳

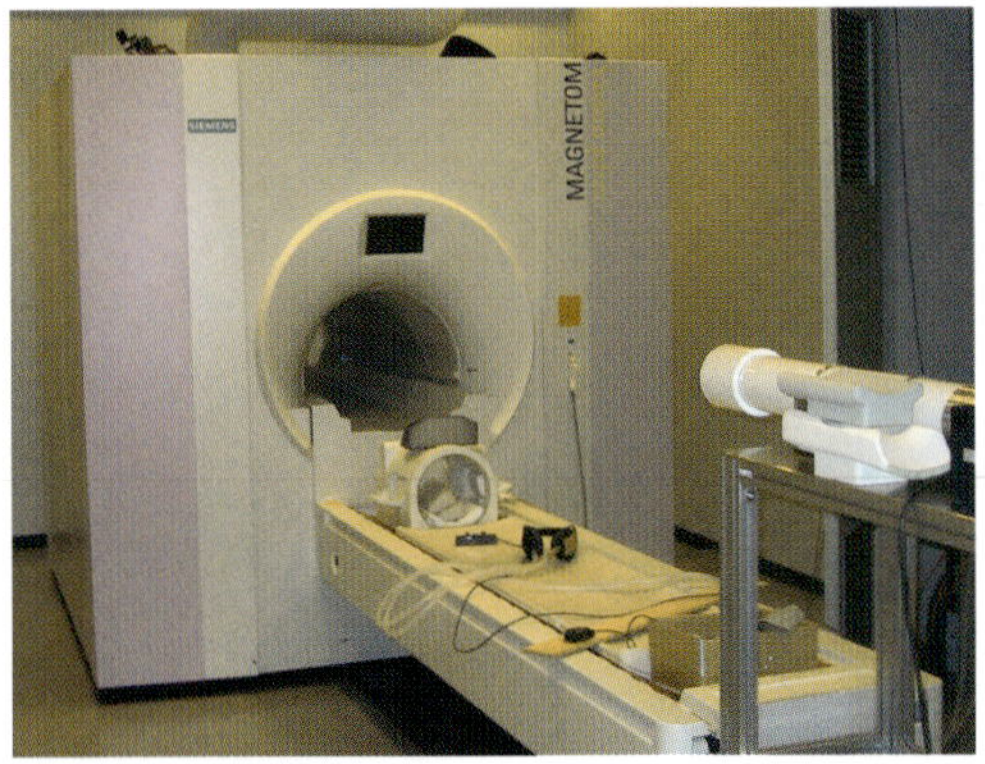

fMRI（機能的《きのうてき》磁気《じき》共鳴《きょうめい》画像《がぞう》装置《そうち》）

MRIは、磁力と電波を使って、脳の断《だん》層写真《そうしゃしん》などを撮ることができる装置です。超高速《ちょうこうそく》で写真を撮《と》る特殊《とくしゅ》な方法を用いると、脳血流量《のうけつりゅうりょう》の情報が脳の写真上に現れることが発見されました。この方法をfMRIといいます。脳血流量は、神経細胞の活動と相関関係がありますから、この装置を使えば、脳の働きを写真に撮ることができるわけです。

た。仮説を実証するために、脳科学・教育心理学・認知科学・教育実践・介護実践といった5つの異なる分野からなる共同研究チームを編成しました。そして、複数の介護施設の中でのきわめて実践的な研究によって、その仮説は実証され、私たちは次のような結論を得ました。

「スラスラできる簡単な計算や音読を行うことで、前頭前野が活性化し、それが効果的な刺激となって、脳機能を向上させることができる。」学習療法は、この科学的に実証された考え方をもとに、高齢者が前頭前野機能の維持・改善をはかるためのとてもシンプルで実践的なシステムとして誕生したのです。

学習療法とは

「学習療法とは、音読と計算を中心とする教材を用いた学習を、学習者と学習を支援する方がコミュニケーションをとりながら行うことにより、学習者の認知機能やコミュニケーション機能、身辺自立機能などの前頭前野機能の維持・改善をはかるものである。」と定義されます。

つまり、学習療法とは、

◎音読と計算を中心とする、紙の教材を用いた学習であること
◎学習者と学習を支援する方が、コミュニケーションをとりながら行う学習であること

がわかります。

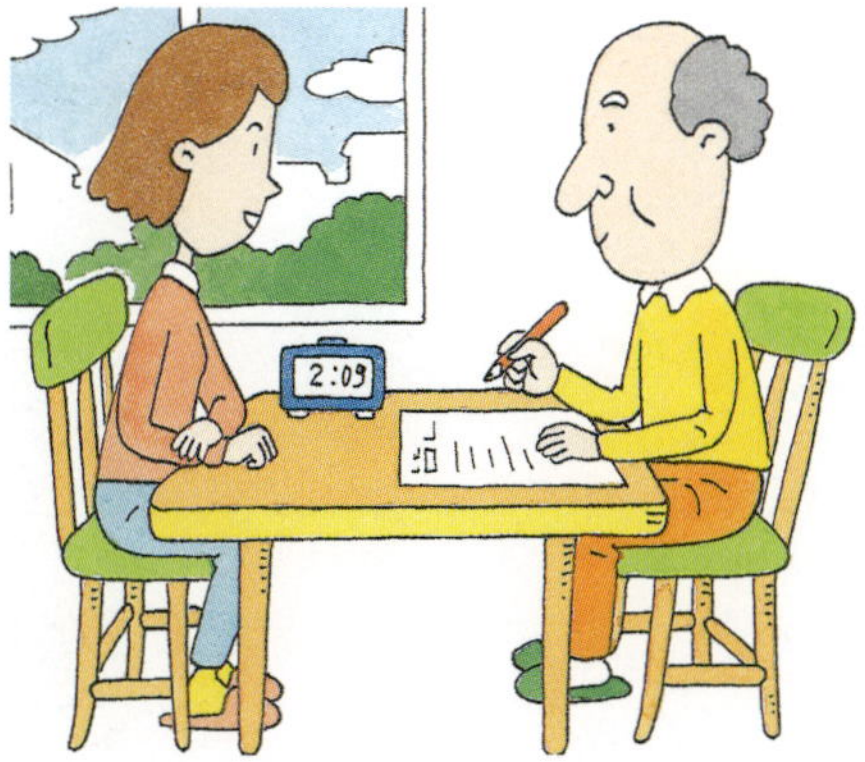

研究データに見る学習療法の効果

学習療法が脳機能にどのような影響を与えるのかを知るために、学習療法開始前と開始後に、定期的に、学習者全員（学習群）の脳機能を検査しました。同時に、比較する対照《たいしょう》として、同じ施設のなかで学習療法を行っていない方々（非学習群）にも、同様に検査をしました。

検査は次の2種類です。一つは、ＭＭＳＥとよばれるものです。この検査は、世界中の介護施設や医療施設で標準的に用いられているもので、認知能力全般を測定するものです。もう一つは、ＦＡＢとよばれるもので、前頭葉（前頭前野）の機能を調べることができます。

ＭＭＳＥ検査

認知障害測定《にんちしょうがいそくてい》の尺度《しゃくど》で、認知能力や記憶力を簡便《かんべん》に検査する11項目の設問で構成されています。満点は30点で、総合得点が21点未満の場合には、認知症など認知障害がある可能性が高いと判断できます。

ＦＡＢ検査

前頭葉機能検査《ぜんとうようきのうけんさ》のことで、前頭前野機能を簡便に評価するための面接形式の検査です。6つの検査項目からなっています。満点は18点で、ほぼ8歳以上になると、健常《けんじょう》な人なら満点を取ることができます。

第1期研究
福岡県大川市
社会福祉法人 道海永寿会《どうかいえいじゅかい》

（介護老人福祉施設・介護老人保健施設）での研究結果
（独立行政法人科学技術振興機構の補助を受けて3年間実施した産・官・学の共同プロジェクト）

●研究開始　2001年9月
●研究対象者　学習群47名（平均82.6歳）
非学習群38名（平均86.0歳）
●学習方法　計算：数かぞえ～たし算・ひき算
読み書き：単語～小学校1年生程度の文章
あわせて1日20分程度の学習を週5日行う。

まず、ＭＭＳＥ得点の半年間の変化から、次のことがわかりました。

①学習を行わない非学習群のＭＭＳＥ得点は、観察期間中、統計的に有意《ゆうい》に減少しました。

②学習群では、半年後にもＭＭＳＥ得点は下がりませんでした。

③学習開始前は、非学習群も学習群もほぼ同じＭＭＳＥの平均得点を示しましたが、半年後には有意な差がついてしまいました。つまり、なにもしなければ低下するアルツハイマー型認知症高齢者の認知能力を、低下させない効果が、学習療法で得られることがわかりました。一般的には、アルツハイマー型認知症高齢者では、ＭＭＳＥ得点が、２年間で約３分の１になってしまうことが知られています。

また、ＦＡＢ得点の半年間の変化では、次のことがわかりました。

④非学習群のＦＡＢ得点は、この間にわずかに減少しましたが、統計的には有意ではありません。

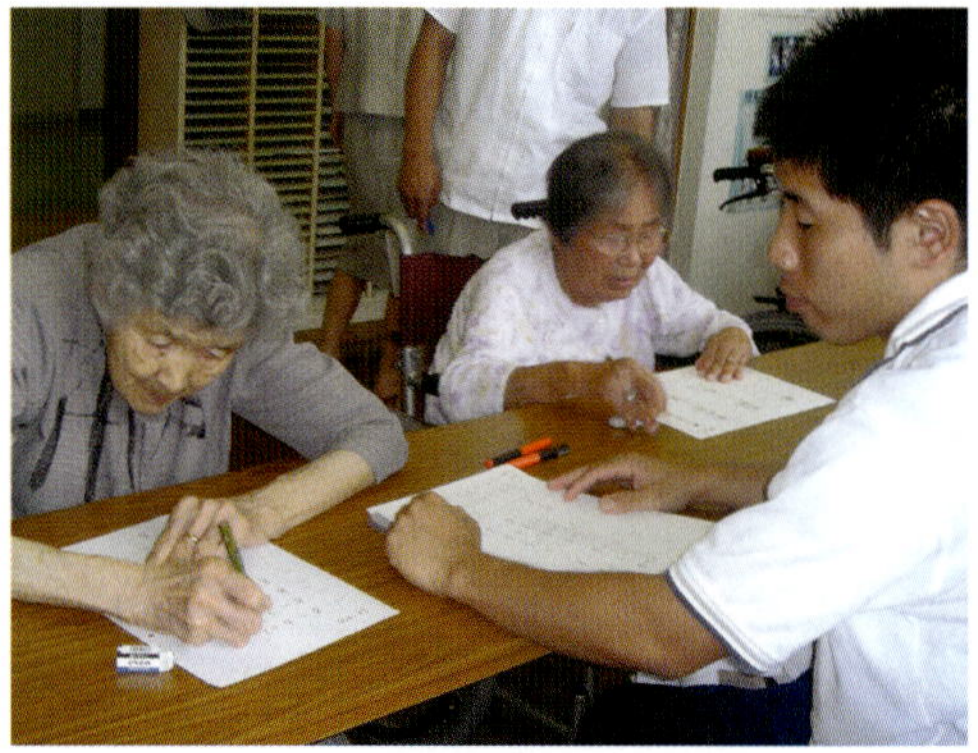

MMSE得点の6カ月間の変化

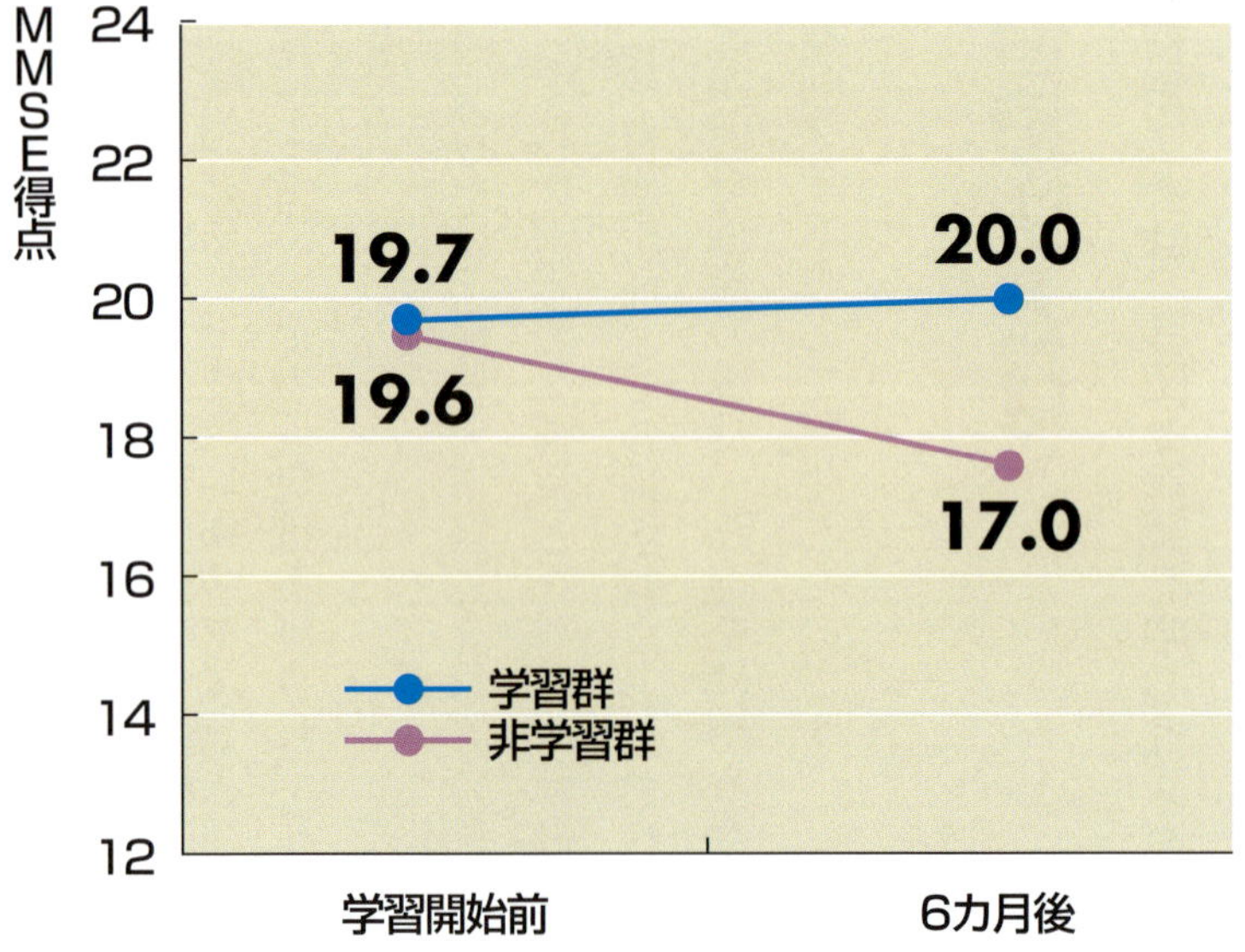

FAB得点の6カ月間の変化

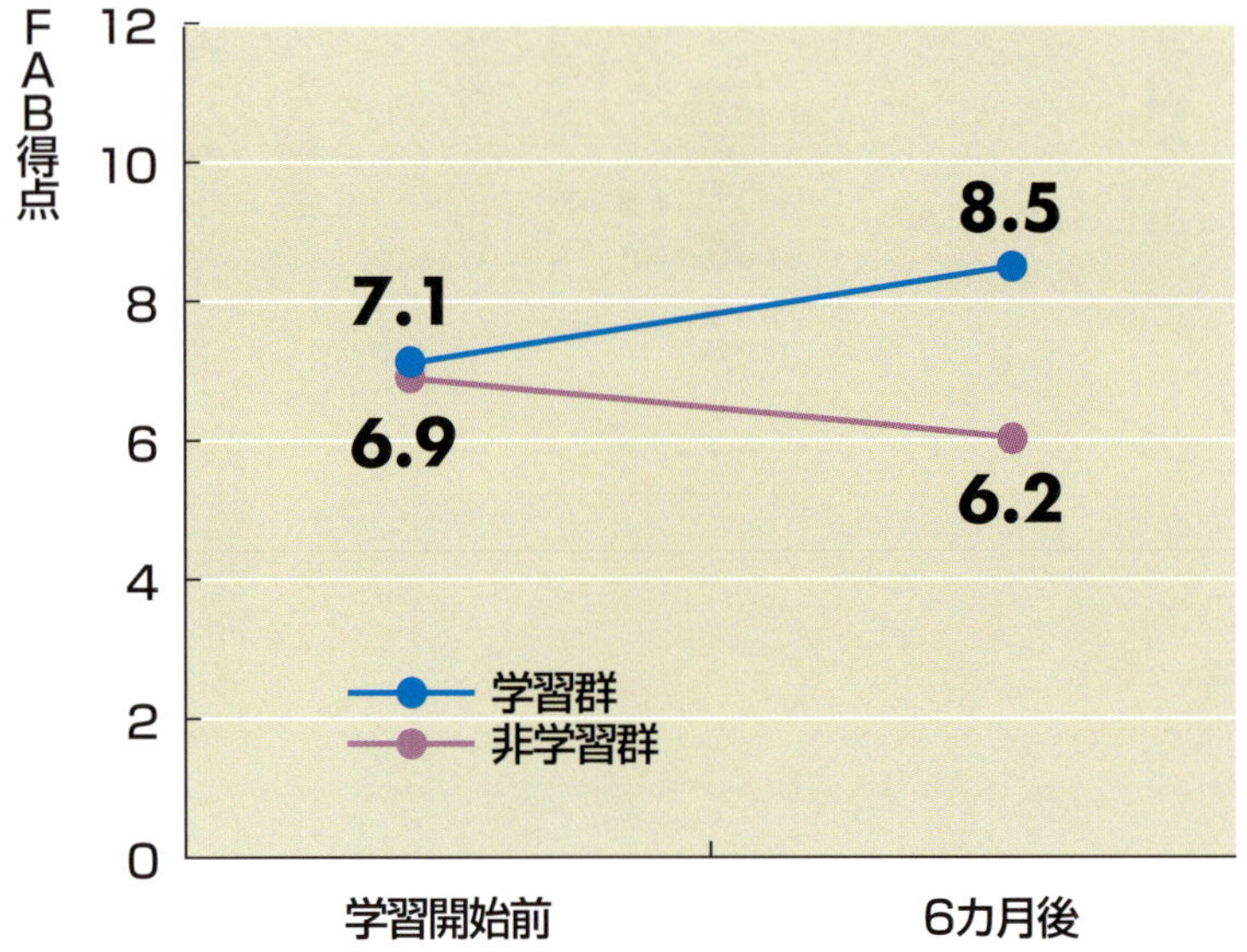

⑤学習群では、学習開始半年後には、ＦＡＢ得点が統計的に有意に増加しました。

⑥学習開始前は、非学習群も学習群もほぼ同じ点数を示していましたが、半年後には統計的に有意な差がついてしまいました。

これによって、前頭葉《ぜんとうよう》機能《きのう》が学習療法によって改善されることがわかりました。加齢《かれい》による脳機能の衰えが進んだ状態が認知症ですから、人間を人間たらしめている領域である前頭葉の機能の改善は、認知症の改善と密接な関係にあると考えられます。

第2期研究
宮城県仙台市
医療法人　松田会

（介護療養型医療施設・介護老人保健施設）の研究結果（仙台市と東北大学川島隆太教授研究チームとの「学都共同プロジェクト」）

●研究開始	2003年5月
●研究対象者	学習群18名 （平均82.5 歳） 非学習群11名 （平均83.4 歳）
●学習方法	計算：数かぞえ～たし算・ひき算 読み書き：単語～小学校１年生程度の文章 あわせて１日20分程度の学習を週５日行う。

仙台の介護療養型医療施設と介護老人保健施設で、福岡の道海永寿会と同様の学習を、認知症高齢者の方々にしていただきました。結果は左図の通りです。これにより、学習療法によって短期間に脳機能が改善されることが確認されました。

MMSE得点の3カ月間の変化

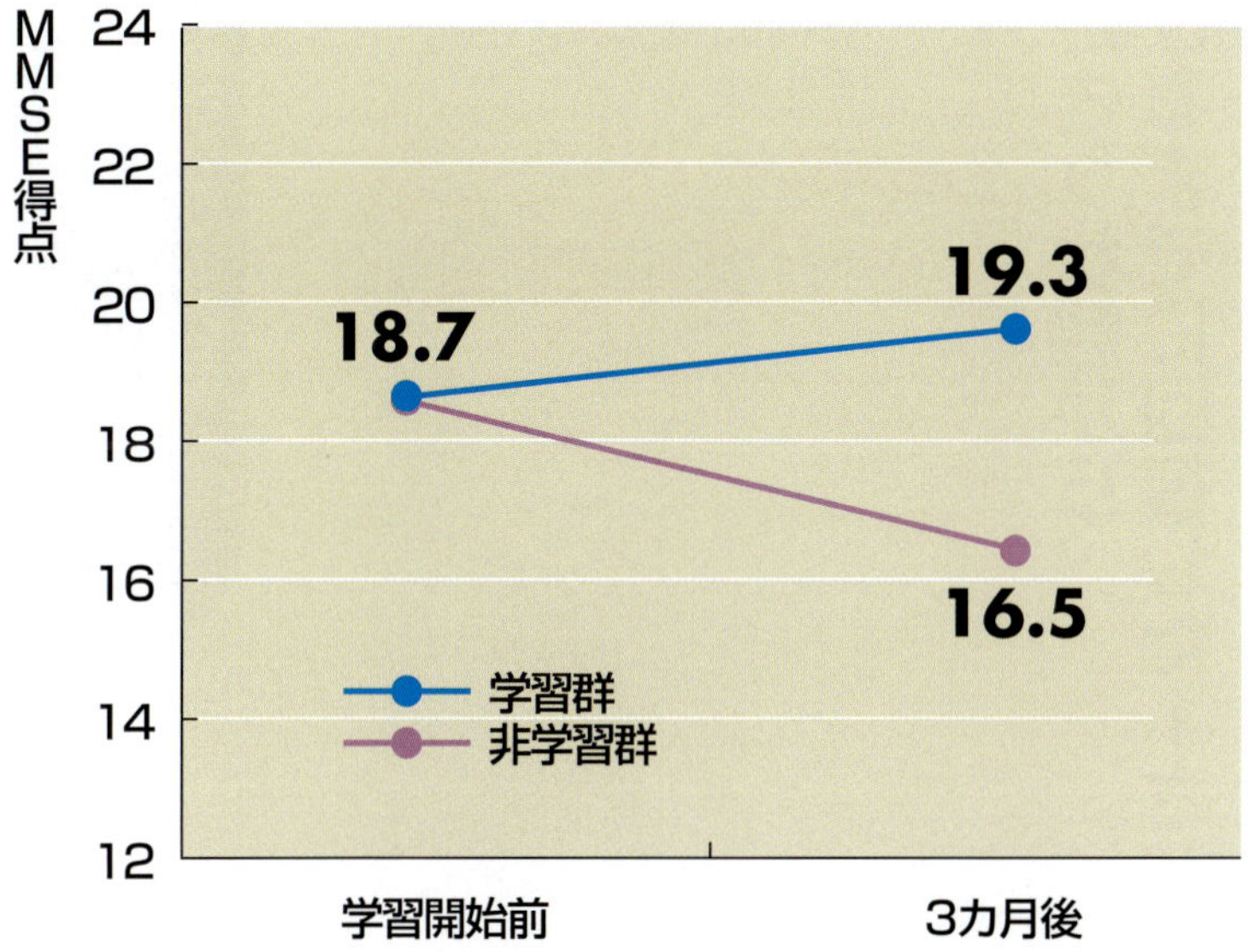

FAB得点の3カ月間の変化

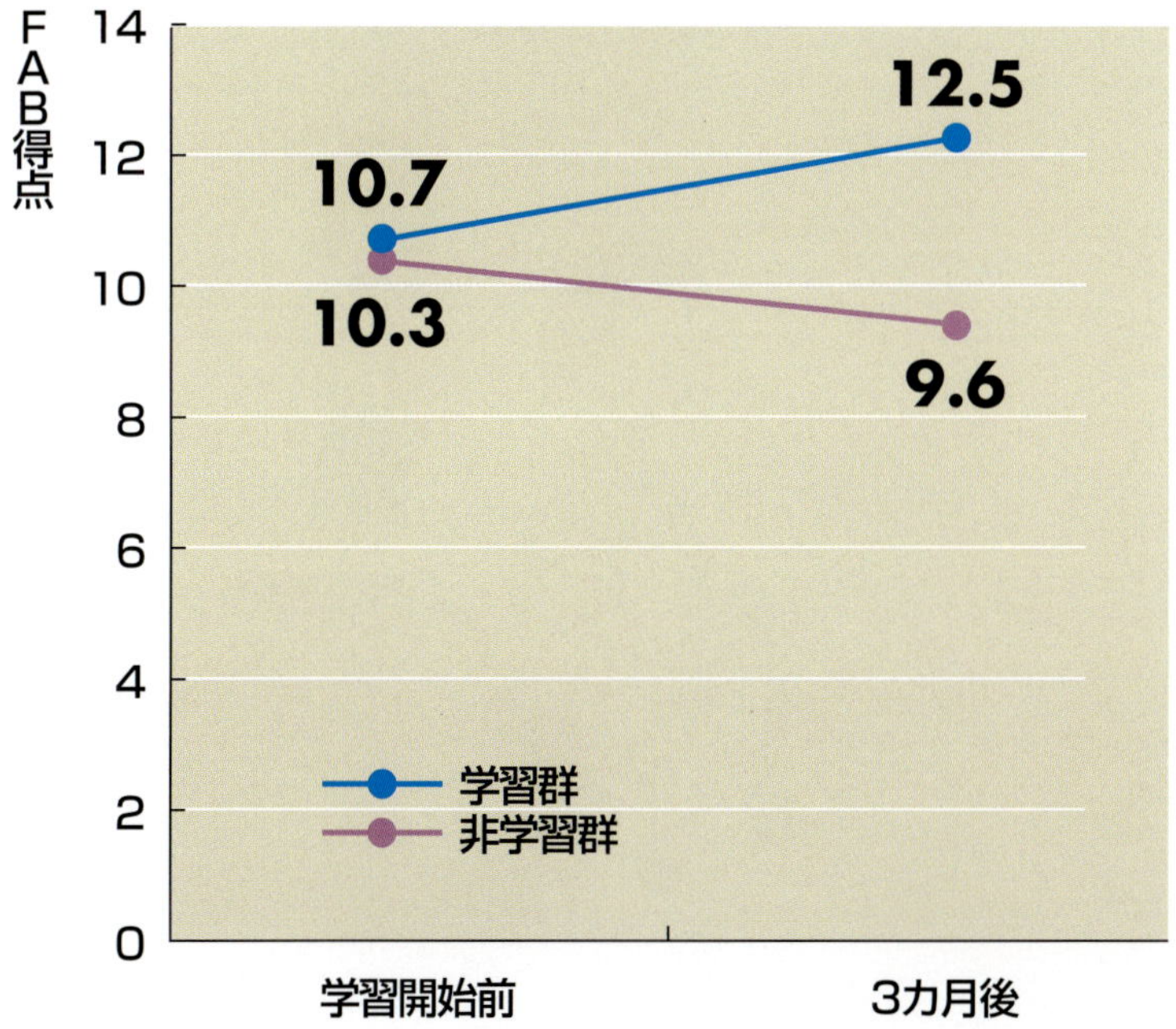

事例に見る学習療法の効果

前述の福岡県大川市の道海永寿会での事例から

1 寝たきり状態から、歩けるまでに回復したIさん（82歳）

自宅で寝たきりの生活を送り、認知症《にんちしょう》の症状もかなり進んでいたIさんは、*永寿《えいじゅ》の郷《さと》のデイケアセンターに以前通所《つうしょ》していた関係で、特別養護老人ホームに緊急入所されました。

入所して間もなく、Iさんは子ども時代、勉強が好きだったということを学習療法スタッフが聞きつけ、学習を勧《すす》めました。Iさんはとても喜んで2002年1月、計算の学習を開始、数日後には学習に慣《な》れ、すぐに毎日の学習を楽しみにされるようになりました。3カ月後の4月には、読み書きの学習も開始しました。当初、便意や尿意をまったく伝えられませんでしたが、学習を始めて1カ月もすると、「トイレに行きたい」と伝えることができるようになりました。そして、全介助《ぜんかいじょ》の状態だったのが、手押し車を使い、ひとりでトイレに行けるようになったのです。学習室に来て、学習の順番を待っているときには、隣で待っている方に、自分から気軽に話されるようにもなりました。毎日、自ら学習室に来て、笑顔で学習を楽しんでいるIさんは、「あたしゃ、勉強がホント好《す》いとったです。こげんして、勉強すっとが、ホンニ楽しかです」と、こぼれるような笑顔で、話されます。学習療法が、子どものころから持ちつづけていたIさんの「学びたい」という欲求を、呼びさましているのです。

川島隆太・山崎律美・共著『痴呆に挑む』
（くもん出版）より抜粋・一部変更

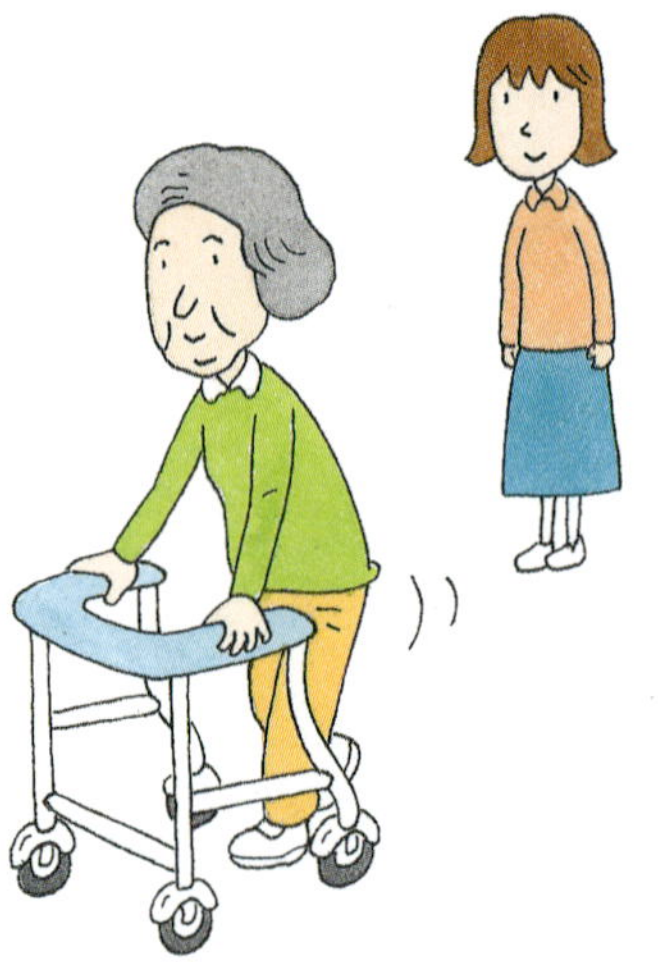

＊永寿の郷：福岡県大川市にある社会福祉法人道海永寿会（特別養護老人ホーム「永寿園」や介護老人保健施設「ふれあいの里道海」をはじめとして、さまざまな介護老人施設を運営）の通称。2001年から認知症高齢者のケアに、読み・書き・計算の学習を取り入れる研究が行われ、現在の学習療法につながる。

2 学習に元気の素と生きがいを見つけられたSさん（90歳）

Sさんは仕事を持つ長男と暮らしています。Sさんは物の置き忘れがあり、薬も飲み忘れが多い状態でした。Sさんが日中ひとりになる時間をなるべく少なくするよう、デイサービスを週2日と訪問介護を週2日というケアプランが立てられました。Sさんが永寿の郷で学習療法の候補に挙がったのは、ご本人の希望からでした。こうして、Sさんはデイサービス利用者の家庭学習の第1号となりました。

学習の出発は、一桁のたし算と、漢字の読み・書きの教材からでした。Sさんはデイサービスに到着すると今か今かと学習の時間を待ち続けます。たまにイベントなどのために学習が中止になると、「楽しみにして来たのに……」とがっくりと肩を落とすのです。デイサービスの利用がない日の自宅では、Sさんは長男に自分が学習しているところをそばで見てもらいたい、さらには、長男と一緒に学習したい、という希望をお持ちのようで、長男の仕事からの帰宅を心待ちにされています。学習療法が親子のコミュニケーションを深める効果も生んでいるようです。長男は、「毎朝この学習をやらにゃいかんというですね、気というか気力が出てきて、だんだんだんだん元気になったですね。」と感嘆されています。

Sさんの例は、学習療法がその人にとって楽しみや生きがいにまで深くかかわっていることの一例といえます。もし学習療法に出会っていなかったら、物忘れが進行し、在宅での介護がさらに必要になったかもしれません。学ぶことが楽しくて仕方がないということ、このことがSさんにとって自己実現ともなっているのではないでしょうか。今日もSさんは、デイサービスに来られて、「今日の買い物はどこやろか。今日もバナナを買うもんね。息子が好きやっけん。」と楽しそうに話されています。

山崎律美・編著『読み・書き・計算ですすめる学習療法実践事例集』（日総研出版）より抜粋加筆

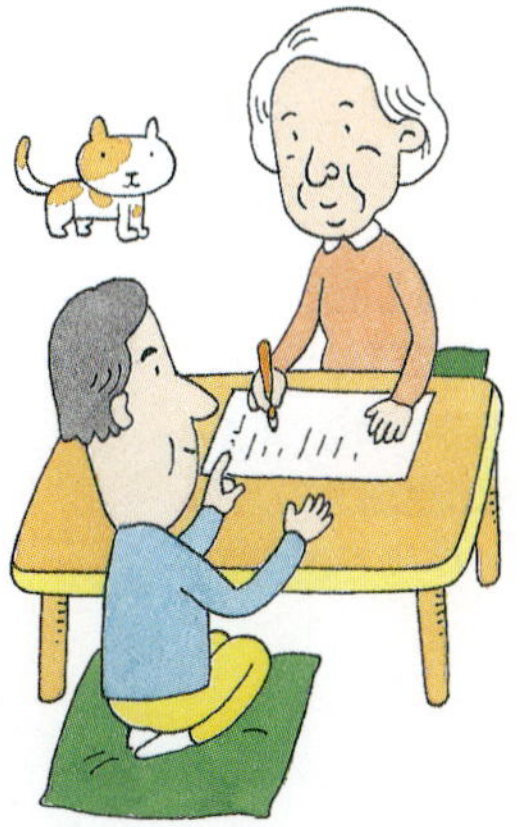

磁石すうじ盤ゲームが高齢者の脳の活性化に有効なことがわかりました

磁石すうじ盤をしているとき

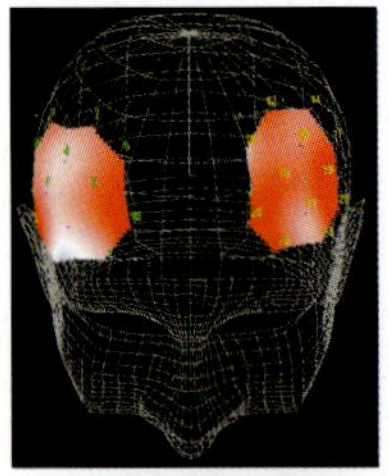

音読しているとき

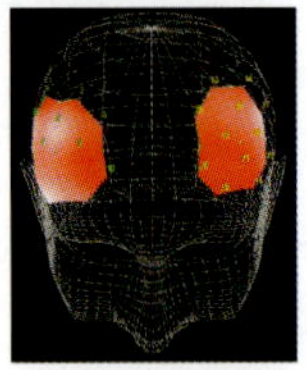

簡単な計算をしているとき

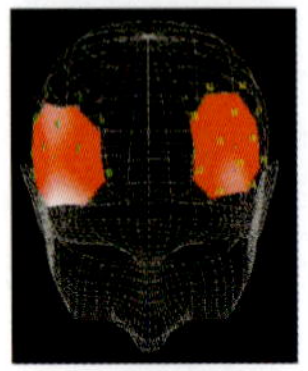

なにもしていないとき

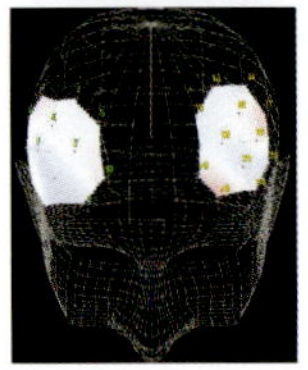

くもんの学習療法を導入している施設では、すべての学習者に「読み書き」「計算」の学習とともに「磁石すうじ盤」ゲームをしていただくことで、さらに学習効果を高めています。

磁石すうじ盤は、数字が順に書かれたシートの上に、同じ数字が書かれた磁石入りのコマを、手にとったものから置いていくだけの単純なゲームです。もともと子どもたちのために開発された、くもんの教具ですが、高齢者の方々も置き終える時間が、毎回速くなっていくことなどが大きな励みになって、夢中になって取り組んでいます。

左の画像は、74歳の高齢者が磁石すうじ盤をしているときの脳を光トポグラフィー*で撮影した画像です。前頭前野が活性化しているようすが赤く示されています。音読や簡単な計算をしているときと同じように前頭前野の活性化に有効であることがわかりました。

速くできるようになったことなどをほめることによって、学習者と支援する方とのコミュニケーションがスムーズになることも、磁石すうじ盤の効用としてわかりました。

＊光トポグラフィー
光の力を使って大脳の活動を画像化することができる装置です。活発に働いているところは赤く示されます。

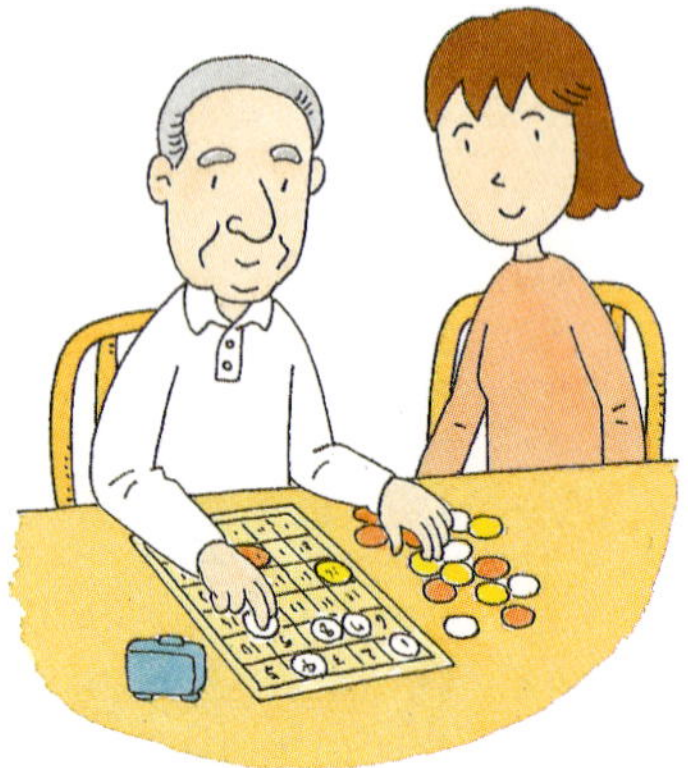

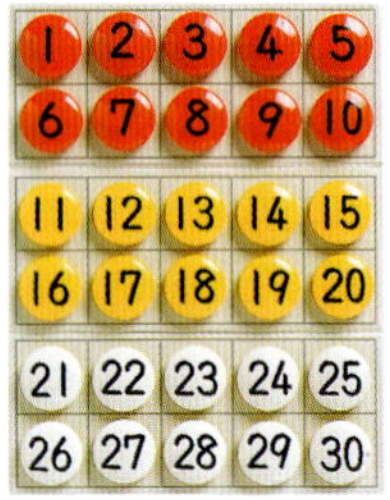

磁石すうじ盤30
施設ではやや重めの認知症の方が使用します。

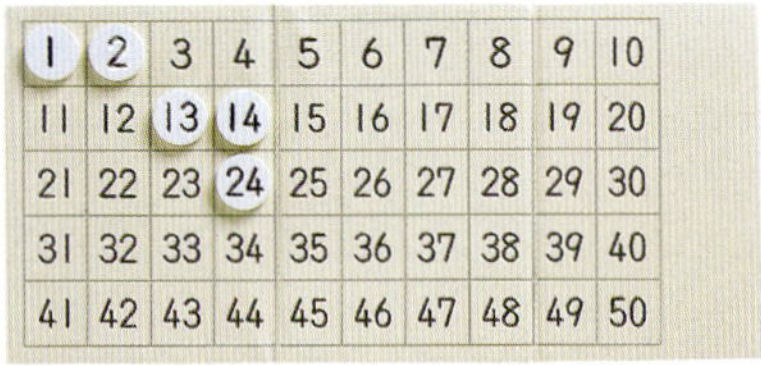

磁石すうじ盤50
施設では中程度の認知症の方が使用します。

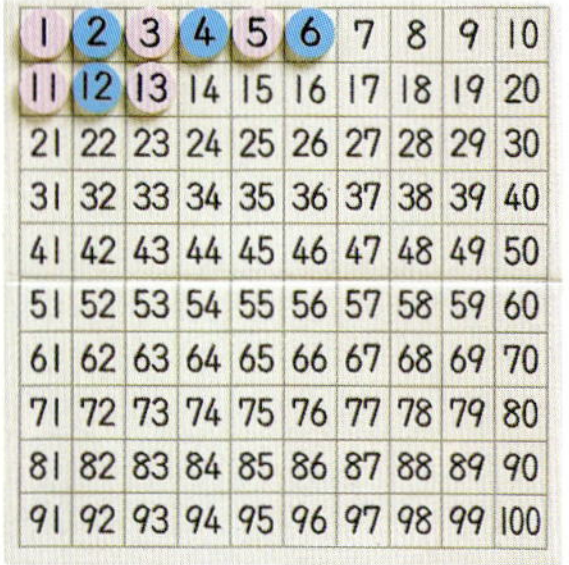

磁石すうじ盤100
施設では軽めの認知症の方が使用します。また、一般の高齢者の方も使用できます。

※磁石すうじ盤について詳しくは、巻末記載の学習療法センターにお問い合わせください。

〈おもて〉 月 日 始 時 分 終 時 分

紀行文

名前

■つぎの紀行文を読みましょう。

お元気《げんき》ですか。
わたしは今《いま》、日本全国《にほんぜんこく》を回《まわ》っています。
各地《かくち》から旅《たび》のたよりをお届《とど》けします。
楽《たの》しみにしていてください。

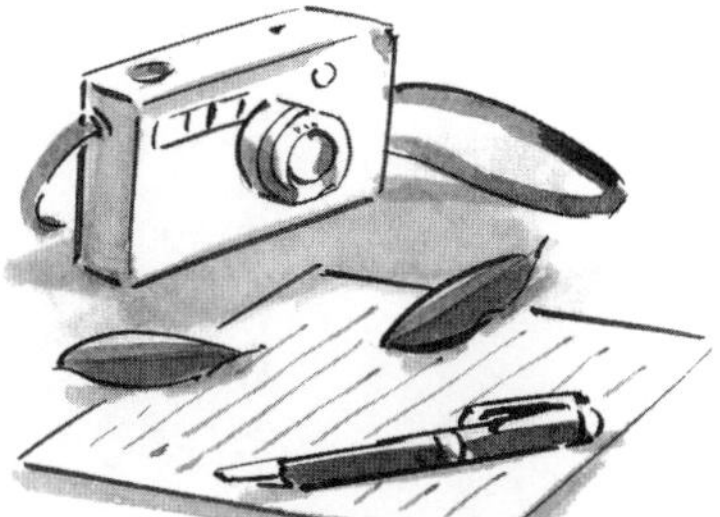

■ □に□の言葉を書き入れて、文をつくりましょう。

わたしは今《いま》□□□□《にほんぜんこく》を旅《たび》して回《まわ》っています。

日《に》本《ほん》全《ぜん》国《こく》

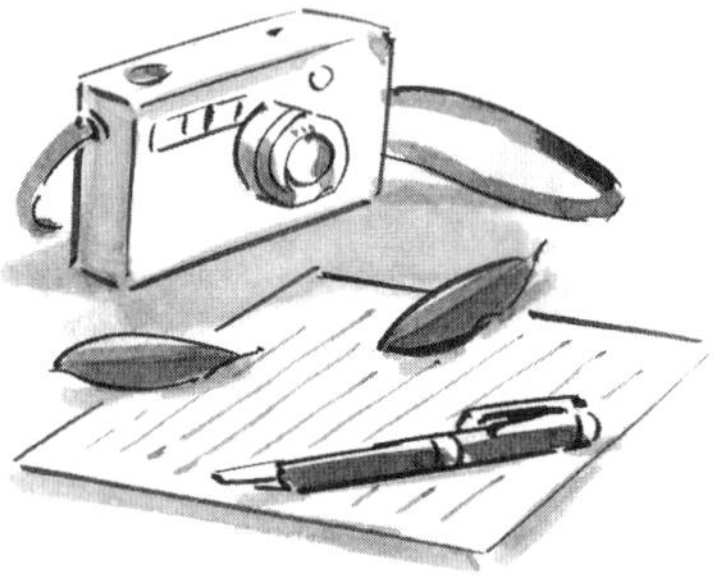

紀行文

□月□日

始 □時□分

終 □時□分

名前

■ つぎの紀行文を読みましょう。

今朝《けさ》、福岡空港《ふくおかくうこう》に着《つ》き、
さっそく太宰府天満宮《だざいふてんまんぐう》に
行《い》きました。
「学問《がくもん》の神様《かみさま》」として名高《なだか》い
菅原道真《すがわらのみちざね》がまつられている
ところです。

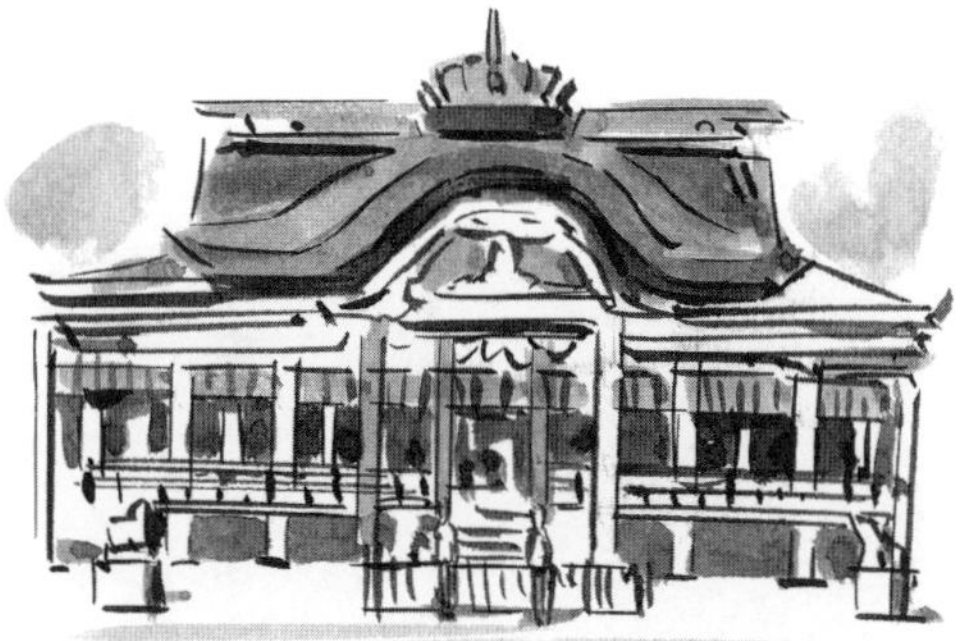

■ □に□の言葉を書き入れて、文をつくりましょう。

「□《がく》□《もん》□《の》□《かみ》□《さま》」

福岡《ふくおか》の
太宰府天満宮《だざいふてんまんぐう》に
行《い》きました。

学問《がくもん》の神様《かみさま》

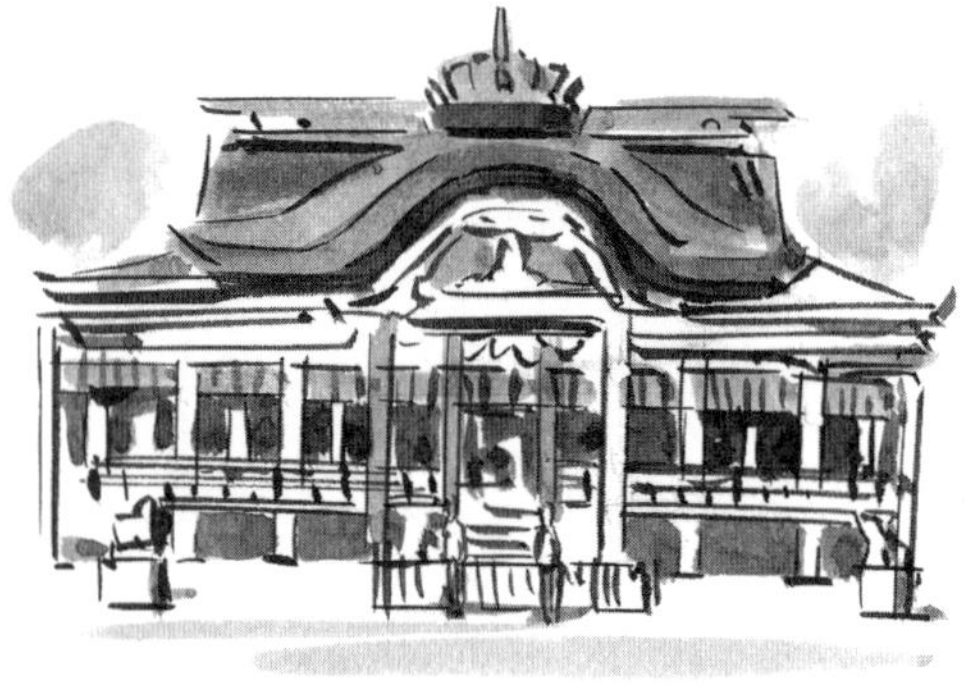

月　日　始　時　分　終　時　分

紀行文

名前

■ つぎの紀行文を読みましょう。

詩人《しじん》、北原白秋《きたはらはくしゅう》を生《う》んだ
福岡県柳川《ふくおかけんやながわ》を訪《たず》ねました。
筑後川河口《ちくごがわかこう》の
水郷《すいごう》の町《まち》です。
お昼《ひる》は、柳川名物《めいぶつ》
「うなぎのせいろむし」に
舌鼓《したつづみ》をうちました。

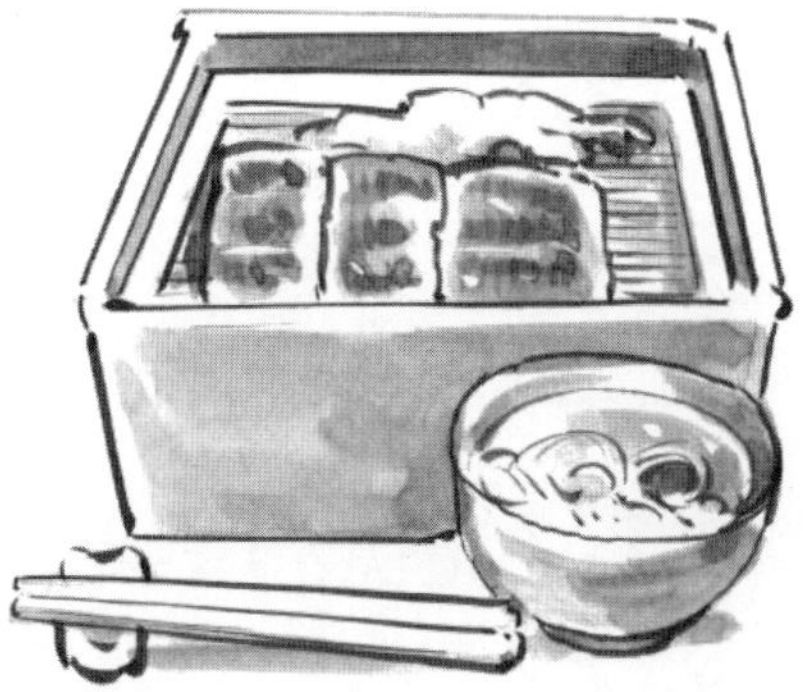

■ □に□の言葉を書き入れて、文をつくりましょう。

福岡県《ふくおかけん》の柳川《やながわ》で
□□《めいぶつ》の
「うなぎのせいろむし」を
食《た》べました。

名物《めいぶつ》

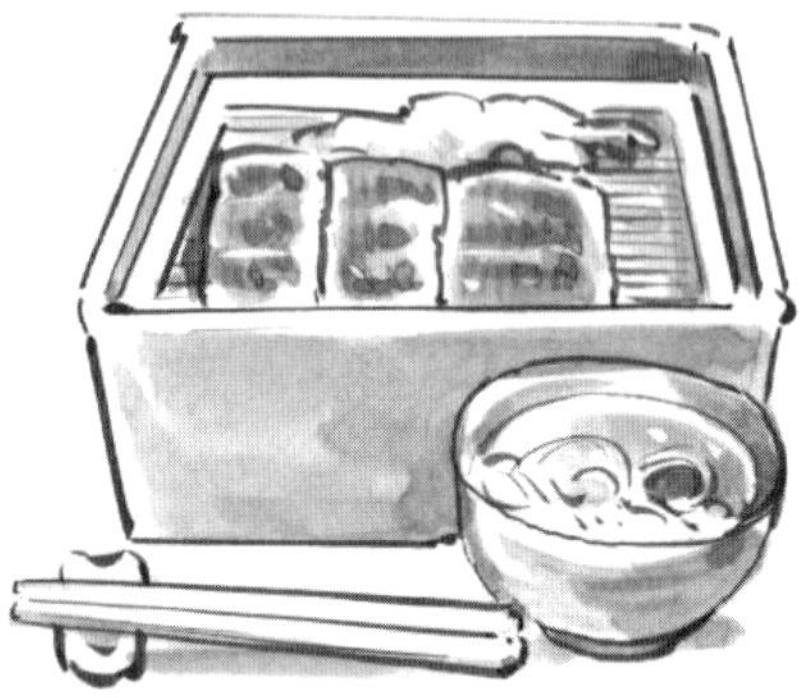

■ つぎの紀行文を読みましょう。

佐賀《さが》の吉野ヶ里遺跡《よしのがりいせき》は、
弥生時代《やよいじだい》の「ムラ」から
「クニ」への発展《はってん》が
一《ひと》つの遺跡《いせき》でわかる
貴重《きちょう》なものです。
竪穴住居《たてあなじゅうきょ》などから、
昔《むかし》の生活様式《せいかつようしき》が
感《かん》じとれました。

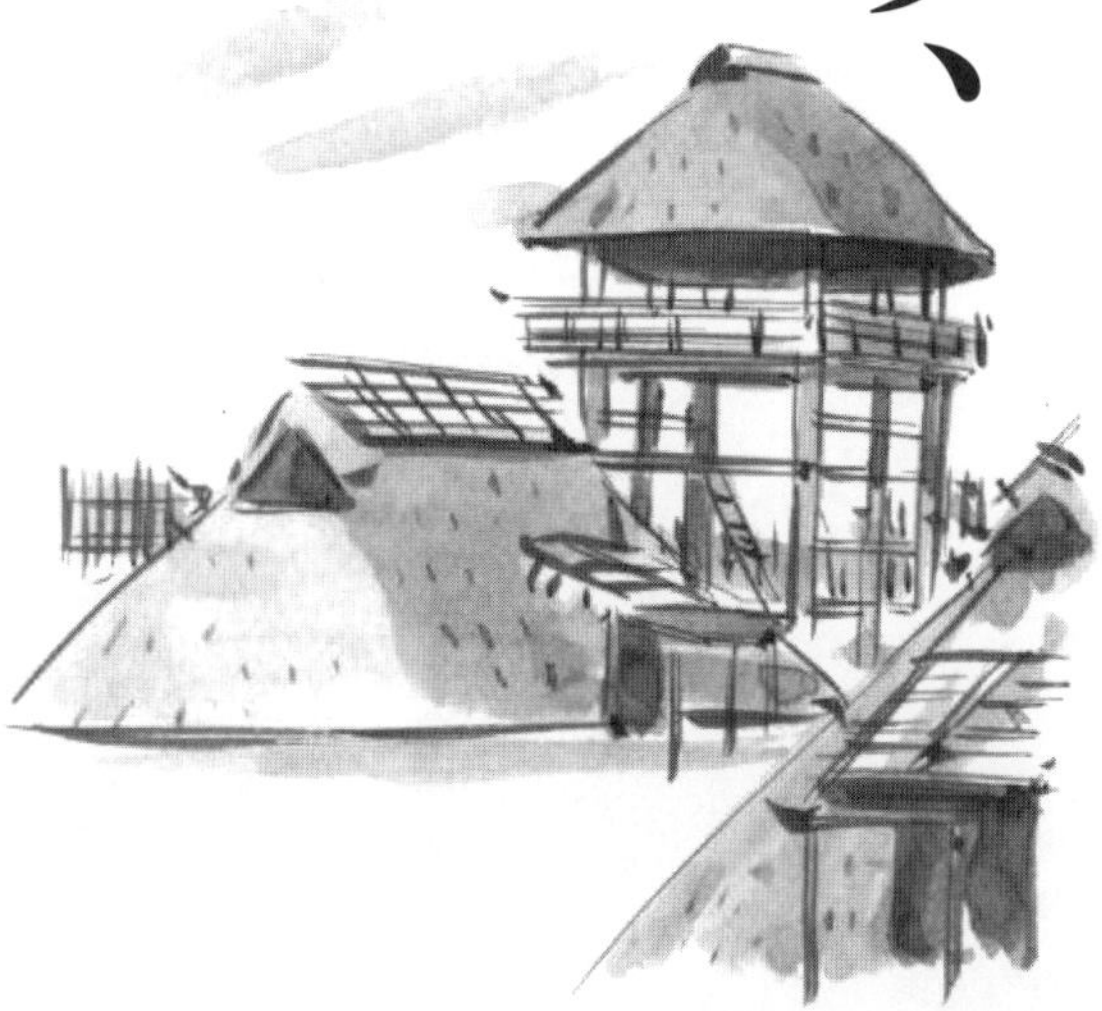

■ □に□の言葉を書き入れて、文をつくりましょう。

吉野《よしの》ヶ里《がり》遺跡《いせき》で
□□□□《やよいじだい》の
竪穴住居《たてあなじゅうきょ》を
見《み》ました。

弥生時代《やよいじだい》

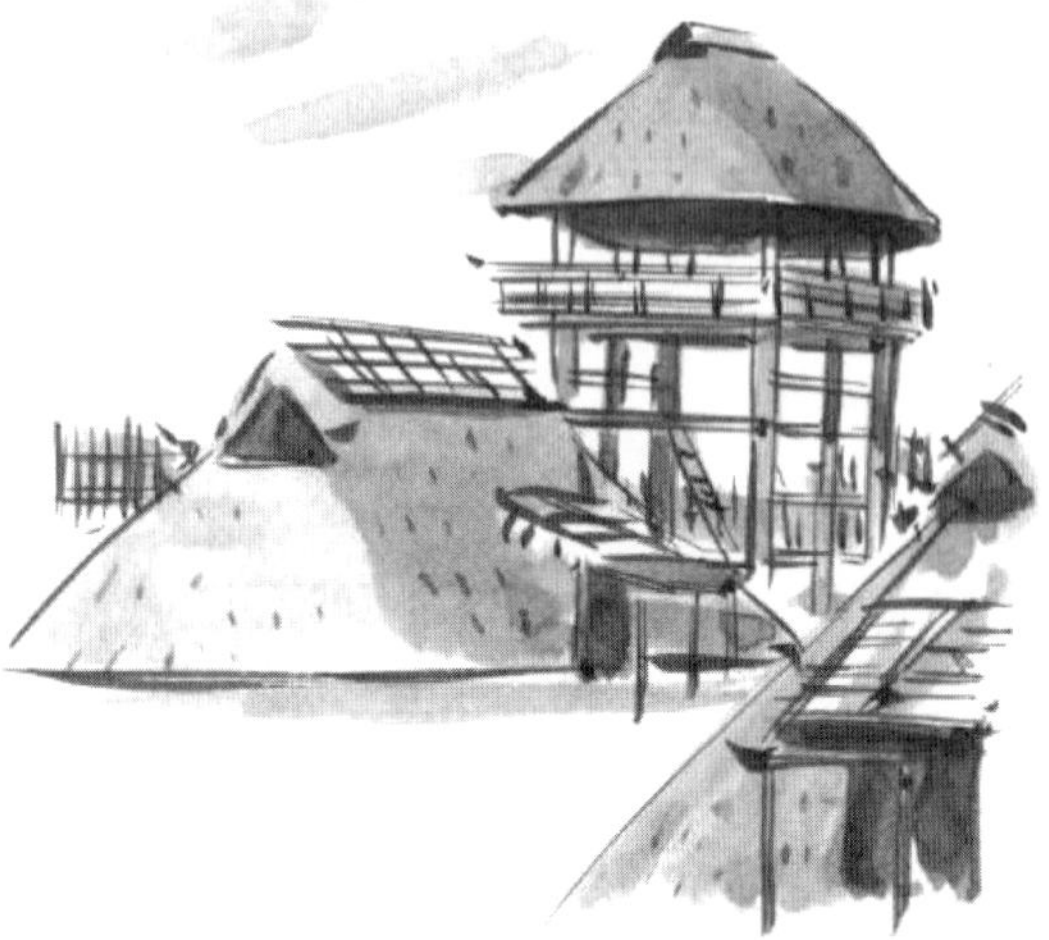

月　日

紀行文

名前

始　時　分

終　時　分

■つぎの紀行文を読みましょう。

長崎《ながさき》では、グラバー園《えん》に
行《い》きました。
そこには幕末《ばくまつ》から
明治《めいじ》にかけて建《た》てられた
洋館《ようかん》が集《あつ》まっています。
異国情緒《いこくじょうちょ》あふれる景色《けしき》は、
歩《ある》いているだけで
楽《たの》しめました。

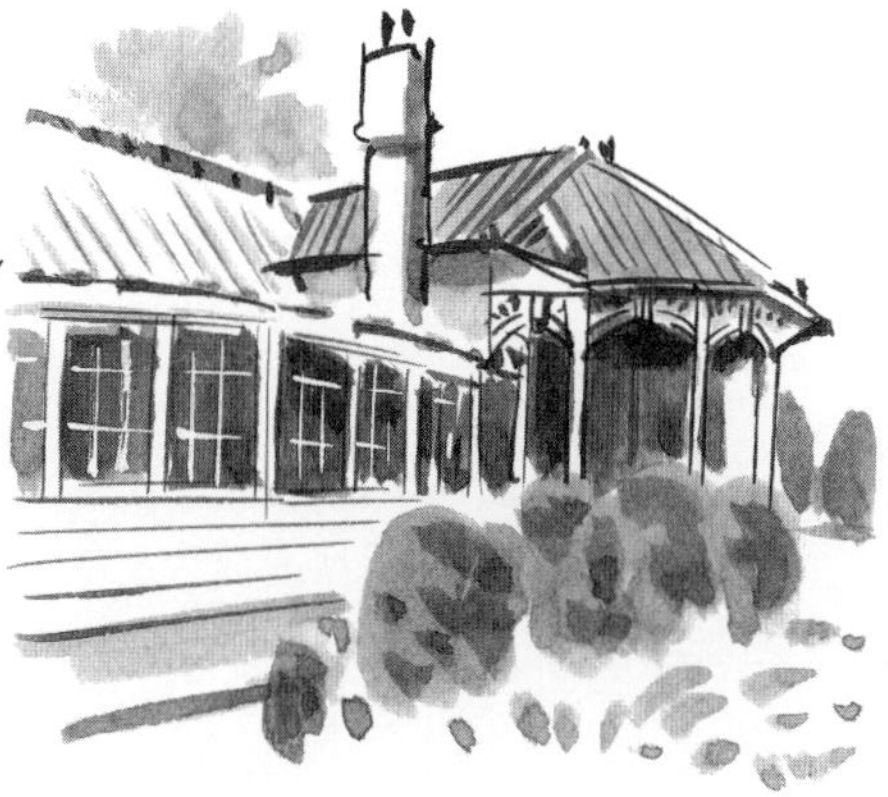

■ □に□の言葉を書き入れて、文をつくりましょう。

□《ぐらばーえん》には
異《い》国《こく》情《じょう》緒《ちょ》が
感《かん》じられる
洋《よう》館《かん》がありました。

グ《ぐ》ラ《ら》バ《ば》ー《ー》園《えん》

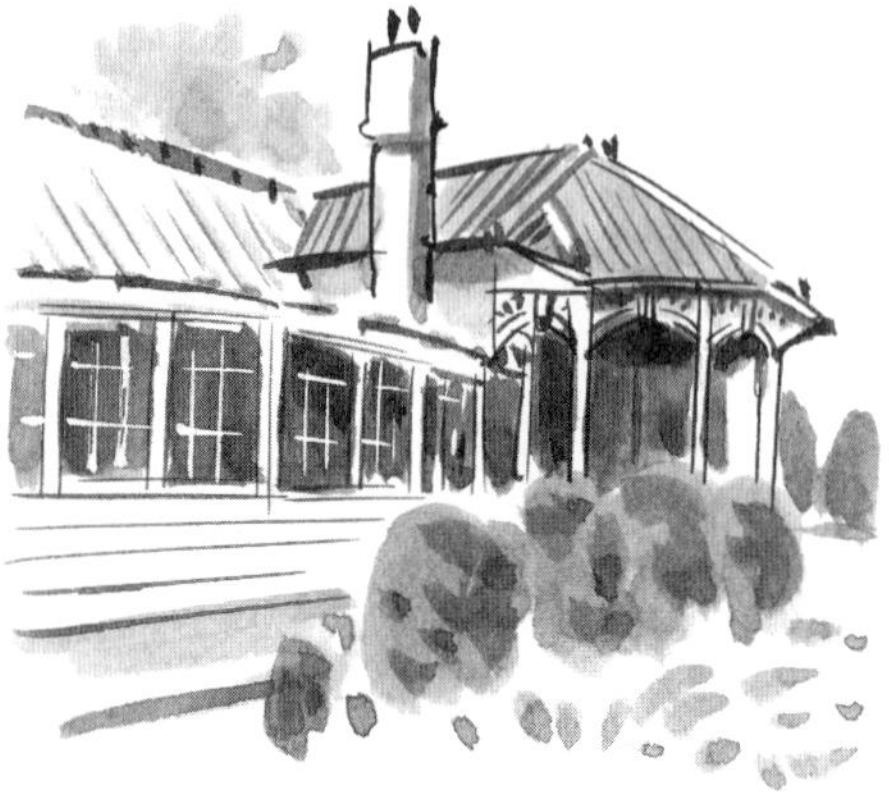

月　日

始　時　分

終　時　分

紀行文

名前

■ つぎの紀行文を読みましょう。

岡山《おかやま》の後楽園《こうらくえん》は、
日本三大名園《にほんさんだいめいえん》の一《ひと》つです。
歩《ある》きながら、うつりかわる
景色《けしき》を楽《たの》しむ庭園《ていえん》です。

芝生《しばふ》と沢《さわ》の池《いけ》の
水面《すいめん》が広々《ひろびろ》として、
のびのびした
気持《きも》ちになりました。

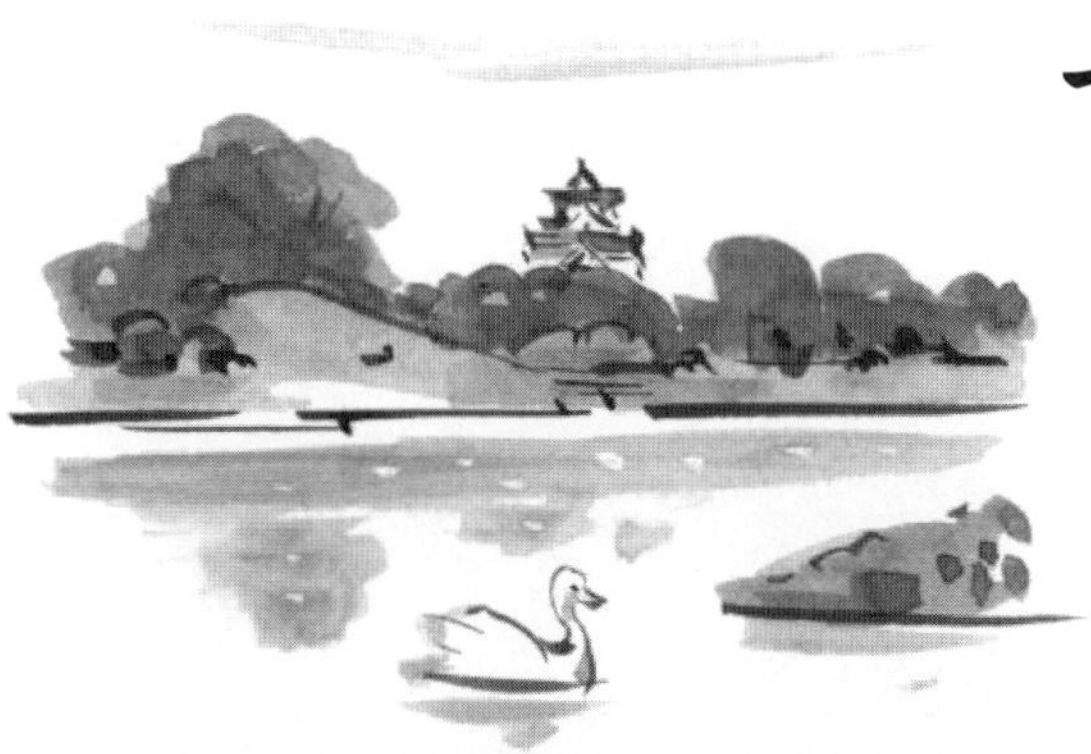

■ □に□の言葉を書き入れて、文をつくりましょう。

岡山《おかやま》の□□□《こうらくえん》は芝生《しばふ》と沢《さわ》の池《いけ》が広々《ひろびろ》として、気持《きも》ちがのびのびします。

後《こう》楽《らく》園《えん》

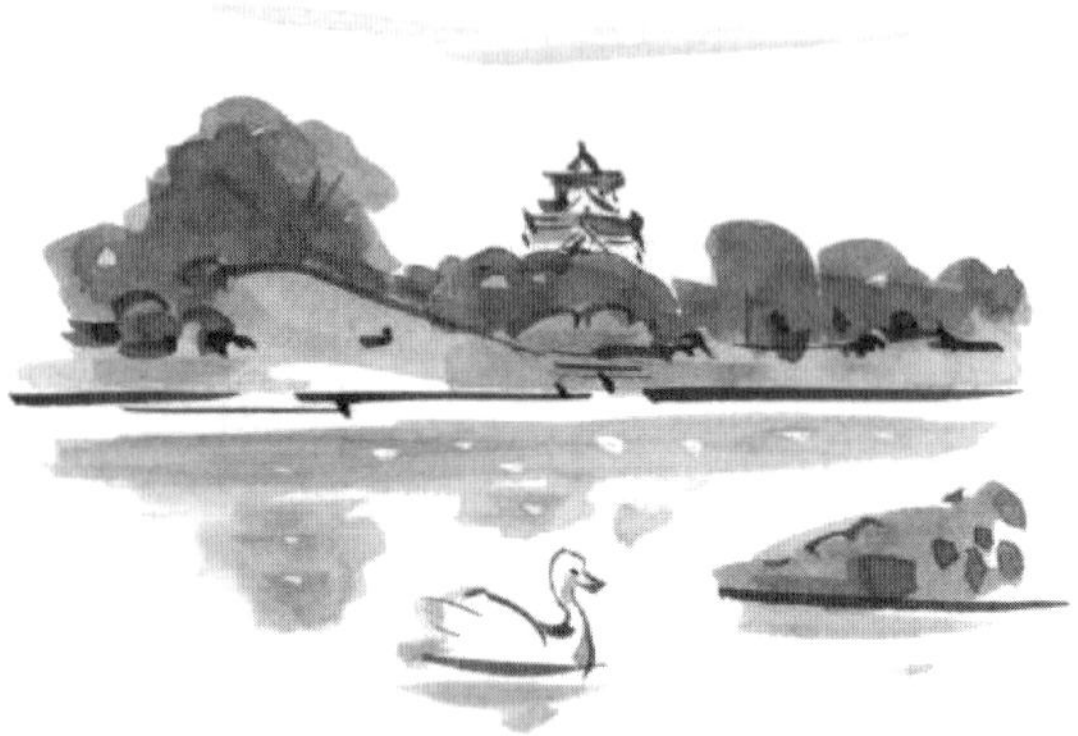

〈おもて〉

月　日

始　時　分

終　時　分

紀行文

名前

■　つぎの紀行文を読みましょう。

倉敷《くらしき》には、昔《むかし》の町《まち》並《な》みを保存《ほぞん》しているところがあります。生活《せいかつ》に必要《ひつよう》な電線《でんせん》などは、地面《じめん》にうめられているそうです。だから電柱《でんちゅう》がありませんでした。

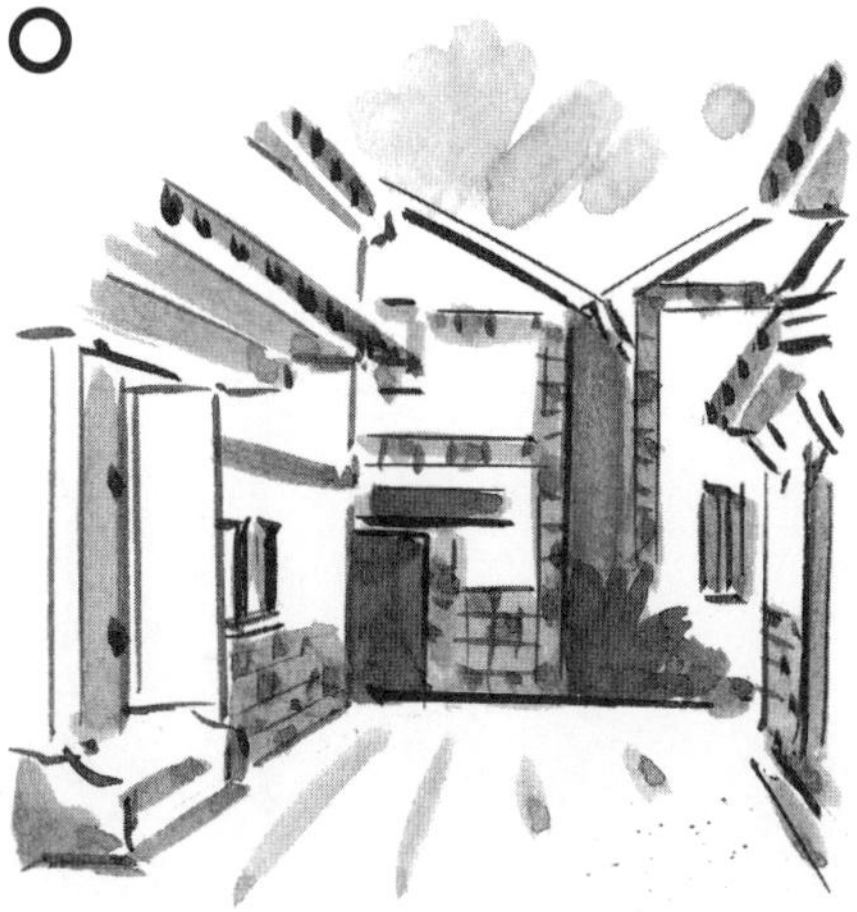

■ □に□の言葉を書き入れて、文をつくりましょう。

昔《むかし》の町《まち》並《な》みを保存《ほぞん》している
□□《くらしき》には、
電柱《でんちゅう》がありません。

倉敷《くらしき》

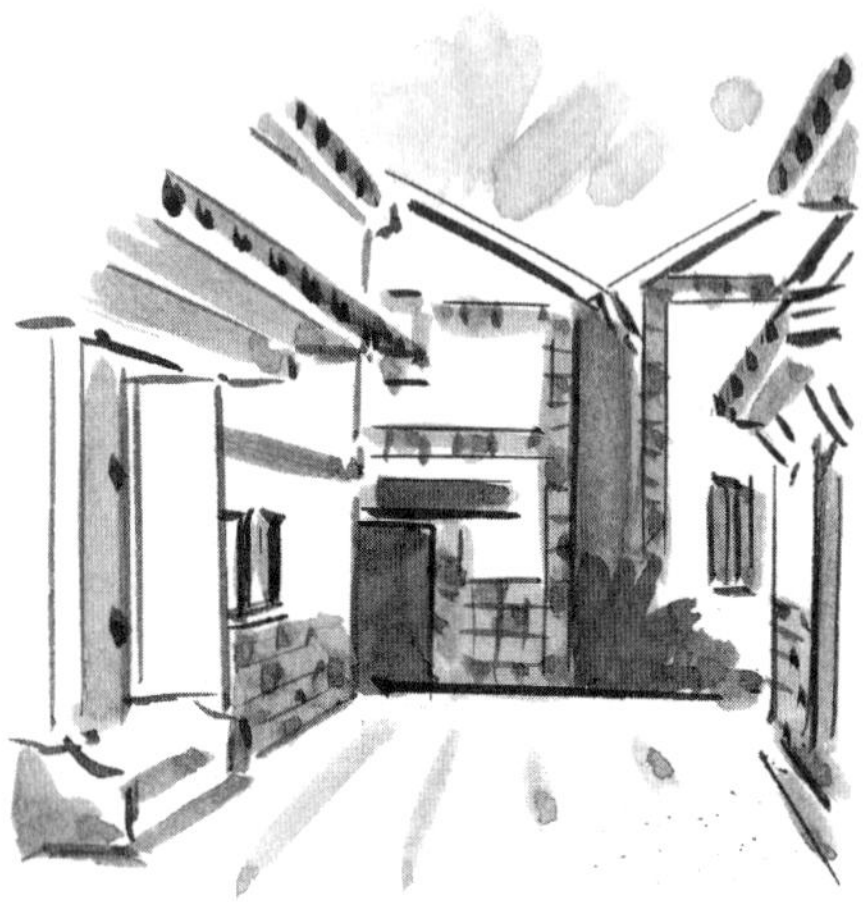

紀行文

月　日

始　時　分

終　時　分

名前

■ つぎの紀行文を読みましょう。

四国《しこく》を旅《たび》しています。
岡山《おかやま》から瀬戸大橋《せとおおはし》を
わたって、香川《かがわ》に来《き》ました。
長《なが》い長い階段《かいだん》をのぼって、
やっと「金毘羅《こんぴら》さん」に
おまいりすることが
できました。

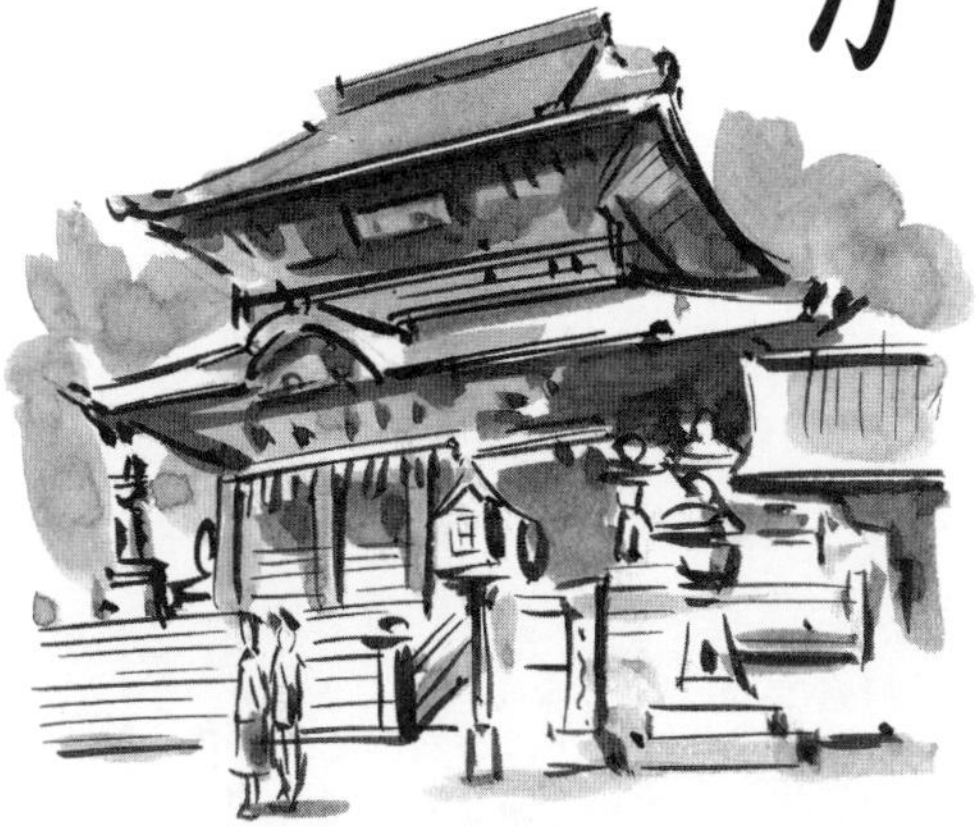

■ □に□の言葉を書き入れて、文をつくりましょう。

岡山《おかやま》から
□《か》□《がわ》に来《き》て
金比羅《こんぴら》さんを
おまいりしました。

香《か》川《がわ》

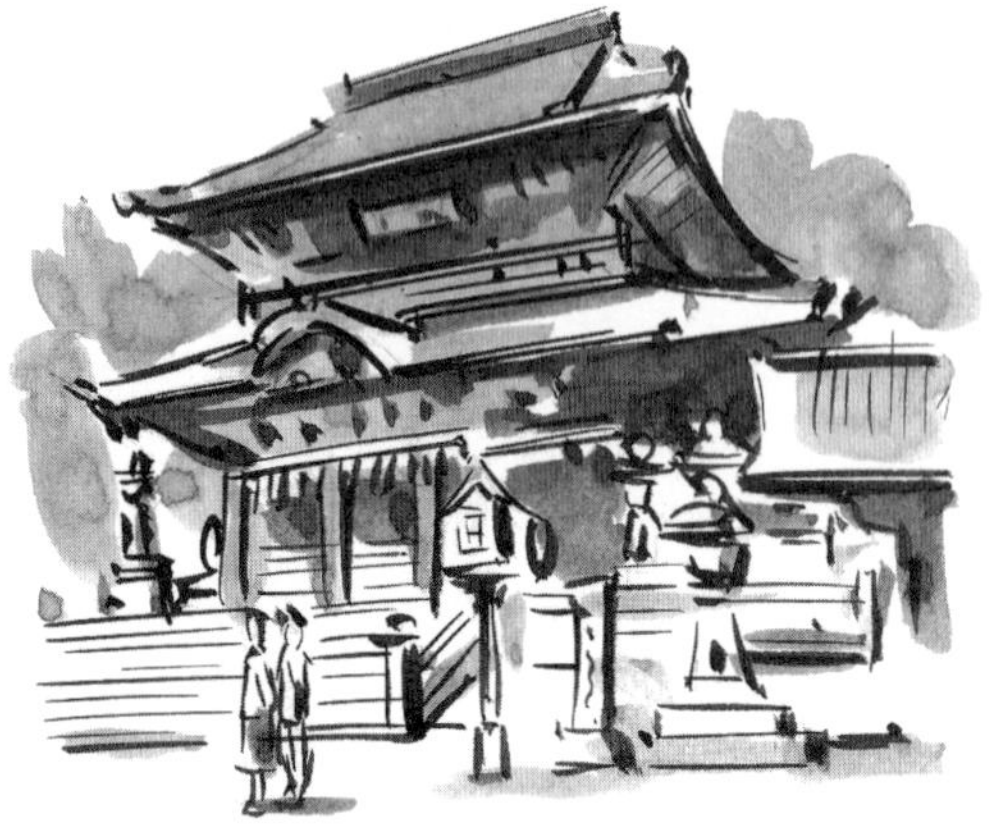

紀行文

月　日
始　時　分
終　時　分

名前

■ つぎの紀行文を読みましょう。

広島《ひろしま》に来《き》て、
原爆《げんばく》ドームを見学《けんがく》しました。
昭和《しょうわ》二十年《にじゅうねん》に原子爆弾《げんしばくだん》が
落《お》とされたときの建物《たてもの》が、
そのまま保存《ほぞん》されています。
戦争《せんそう》のおそろしさを
わすれてはならない、
と思《おも》いました。

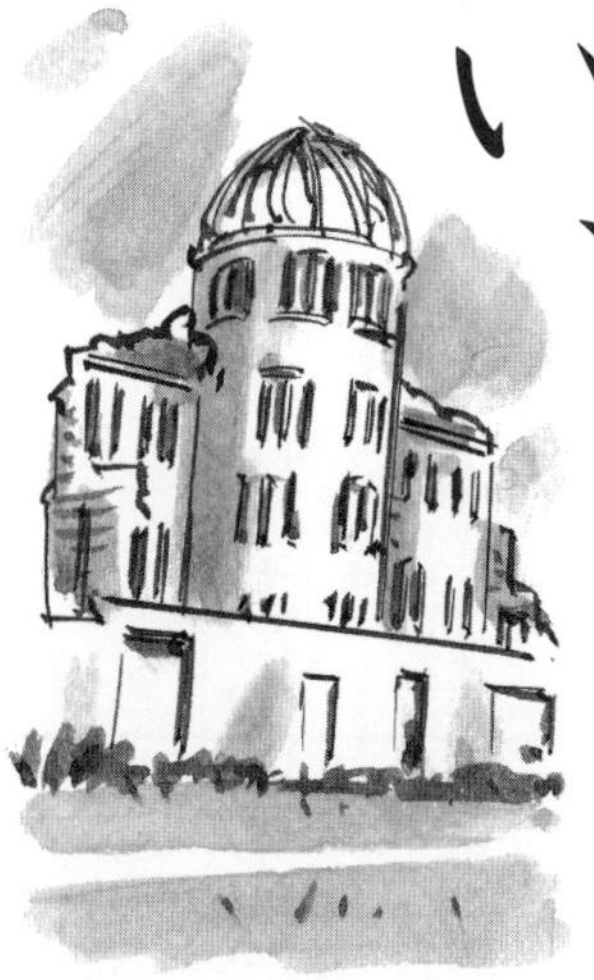

■ □に□の言葉を書きいれて、文をつくりましょう。

原爆《げんばく》ドームのある
□□《ひろしま》に来《き》て
戦争《せんそう》のこわさを
知《し》りました。

広島《ひろしま》

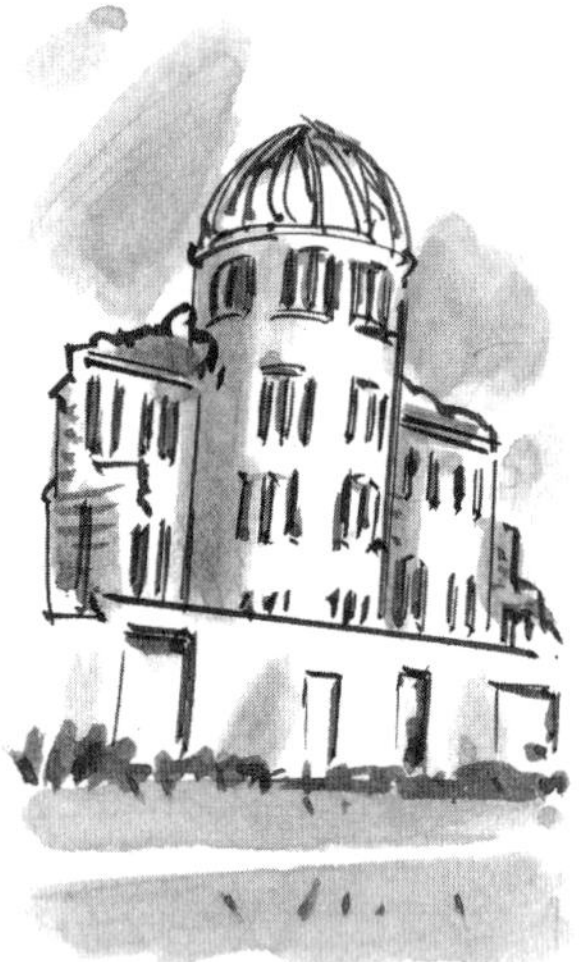

月　日

始　時　分

終　時　分

名前

KUMON

紀行文

■ つぎの紀行文を読みましょう。

伊勢神宮《いせじんぐう》をお参《まい》りしました。内宮《ないくう》の祭神《さいじん》は天照大御神《あまてらすおおみかみ》という太陽《たいよう》の神様《かみさま》で、われわれ日本人《にほんじん》の祖先《そせん》といわれています。玉砂利《たまじゃり》を踏《ふ》んで歩《ある》くと、とてもおごそかな気分《きぶん》になりました。

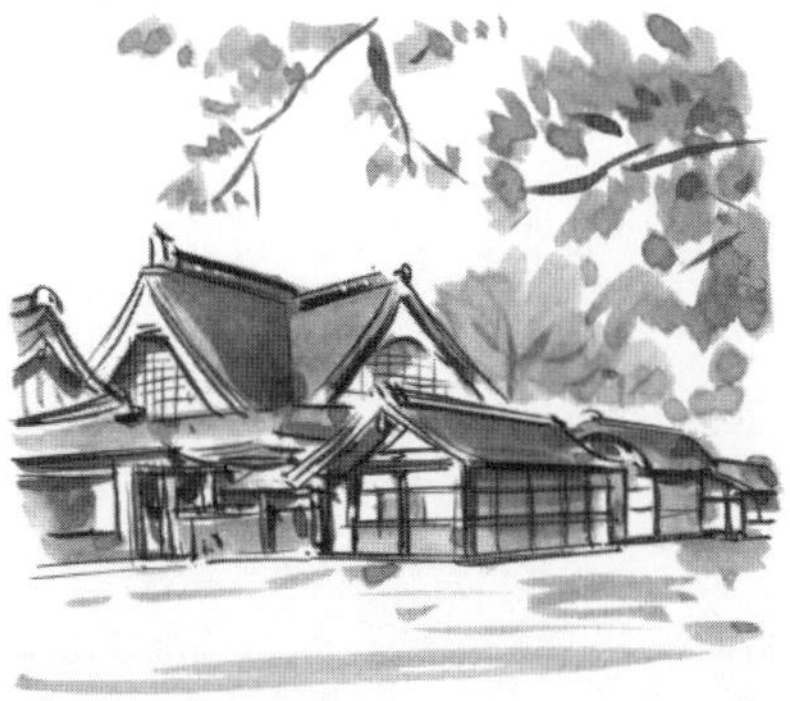

■ □に□の言葉を書き入れて、文をつくりましょう。

伊勢神宮《いせじんぐう》では
□《たまじゃり》を
踏《ふ》んで歩《ある》き
おまいりしました。

玉砂利《たまじゃり》

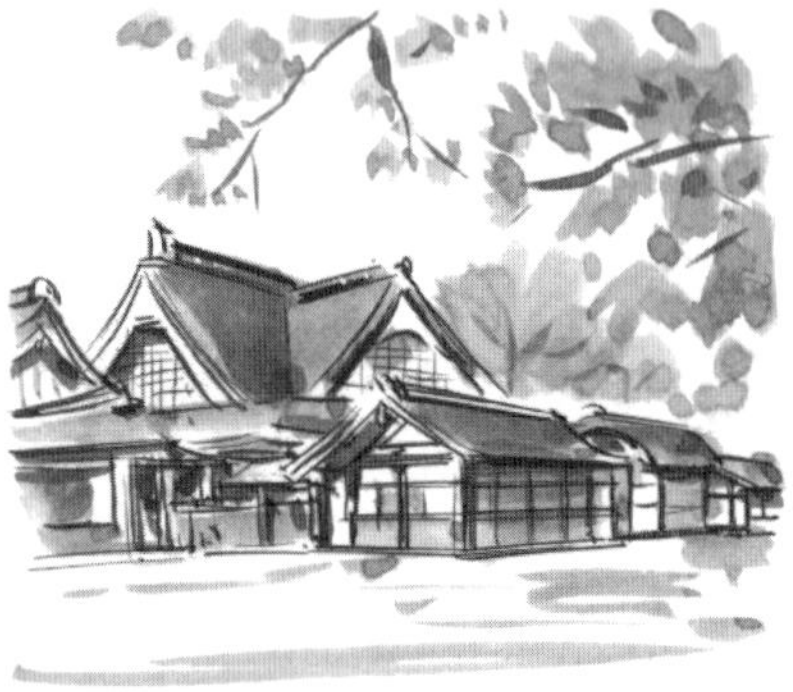

11

紀行文

名前

■ つぎの紀行文を読みましょう。

奈良《なら》の東大寺《とうだいじ》は、
修学旅行《しゅうがくりょこう》に来《き》て以来《いらい》です。
大仏様《だいぶつさま》はやっぱり
大《おお》きいですね。
三月堂《さんがつどう》では
国宝《こくほう》の仏像《ぶつぞう》ばかりが
何体《なんたい》も立《た》ちならんでいて、
あらためて感動《かんどう》しました。

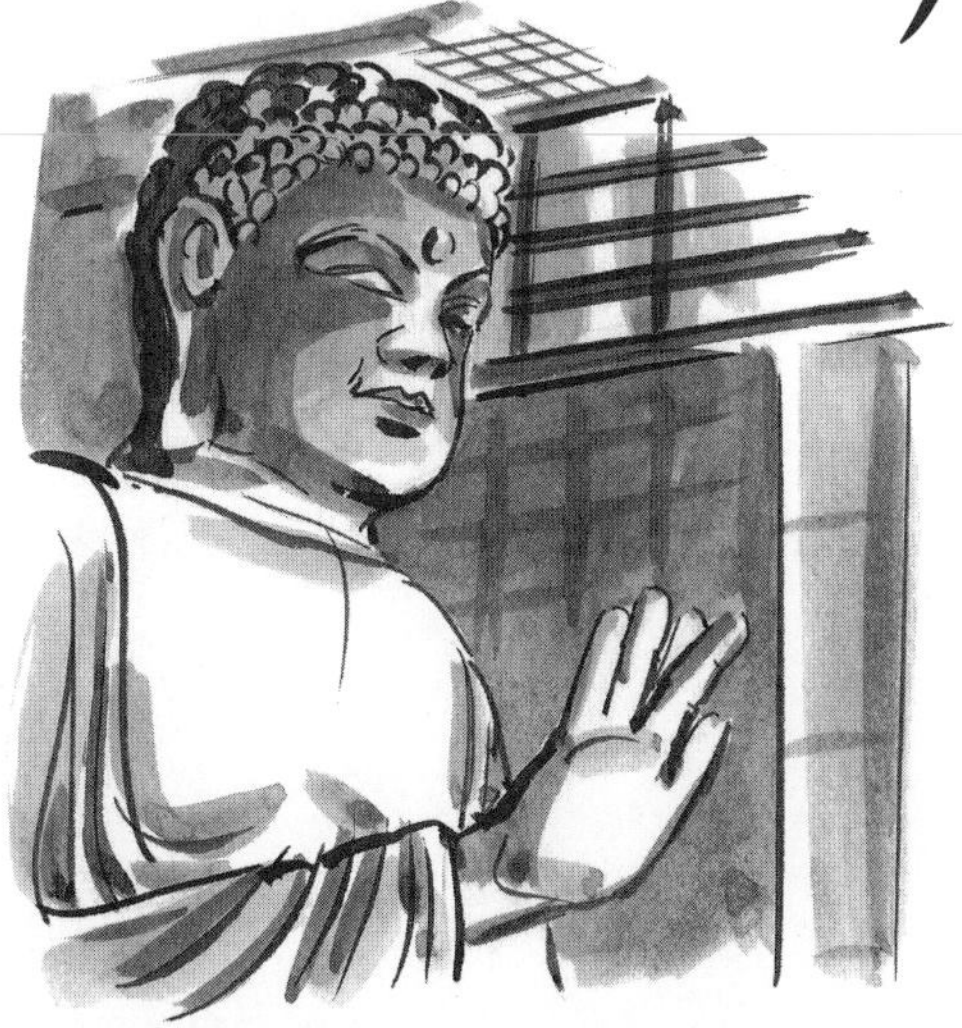

■ □に□の言葉を書きいれて、文をつくりましょう。

奈良《なら》の東大寺《とうだいじ》で
□□□《だいぶつさま》や
国宝《こくほう》の仏像《ぶつぞう》を
たくさん見《み》ました。

大仏様《だいぶつさま》

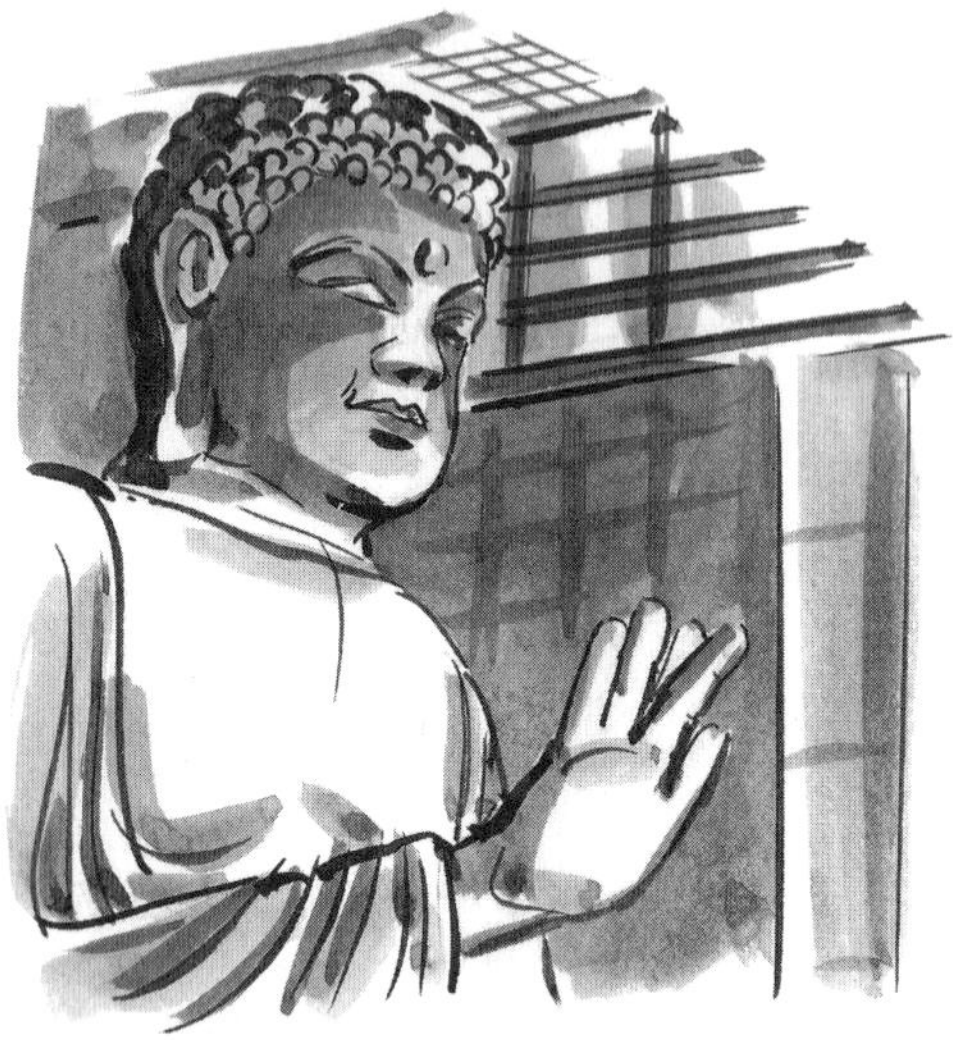

□月□日 始□時□分 終□時□分

紀行文

名前

■ つぎの紀行文を読みましょう。

京都《きょうと》嵐山《あらしやま》では、初《はじ》めて
人力車《じんりきしゃ》に乗《の》りました。
目線《めせん》が高《たか》くなって
渡月橋《とげつきょう》からの景色《けしき》が
ぐんと広《ひろ》がります。
足袋《たび》にはっぴ姿《すがた》の車夫《しゃふ》の
ガイドも旅《たび》の気分《きぶん》を
もり上《あ》げてくれました。

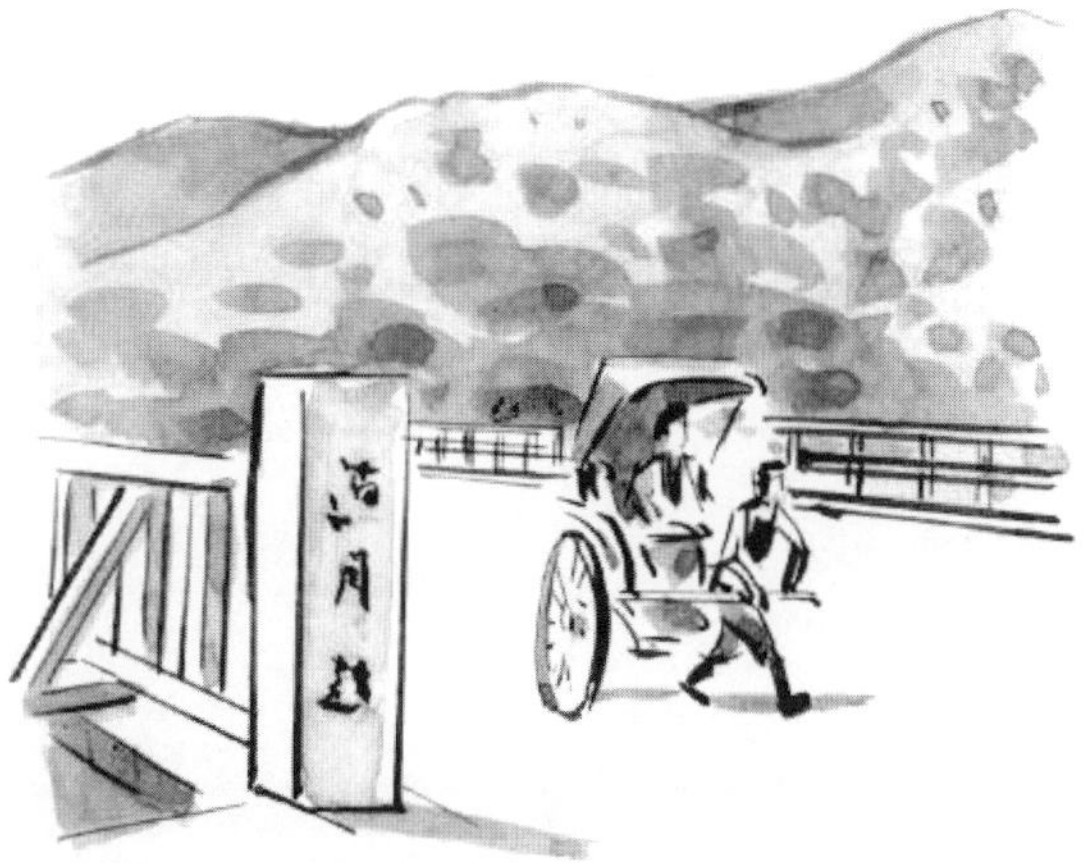

■ □に□の言葉を書き入れて、文をつくりましょう。

京都《きょうと》嵐山《あらしやま》では
□□□《じんりきしゃ》で
渡月橋《とげつきょう》周辺《しゅうへん》を
見《み》て回《まわ》りました。

人力車《じんりきしゃ》

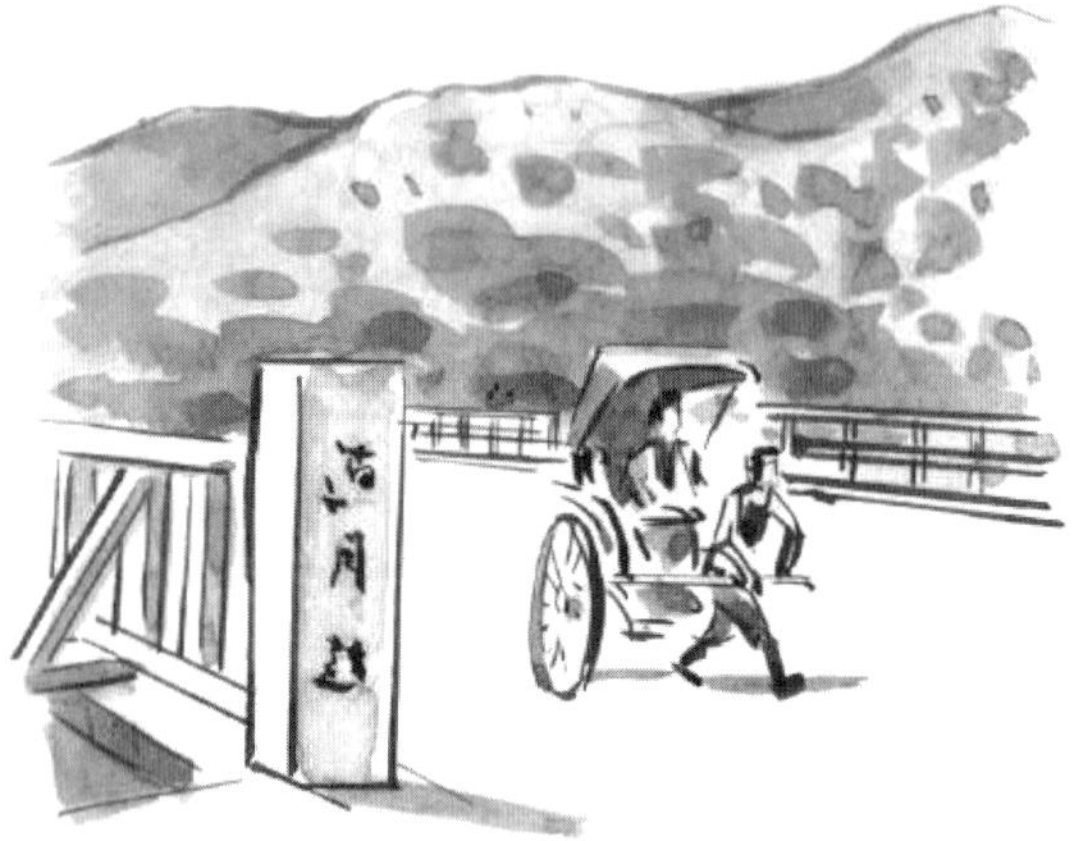

紀行文

月　日

始　時　分

終　時　分

名前

■つぎの紀行文を読みましょう。

北陸《ほくりく》を旅行《りょこう》しています。金沢《かなざわ》では兼六園《けんろくえん》という有名《ゆうめい》な庭園《ていえん》に行《い》きました。もともとは金沢城《かなざわじょう》の外庭《そとにわ》だったそうで、りっぱなのも納得《なっとく》できました。

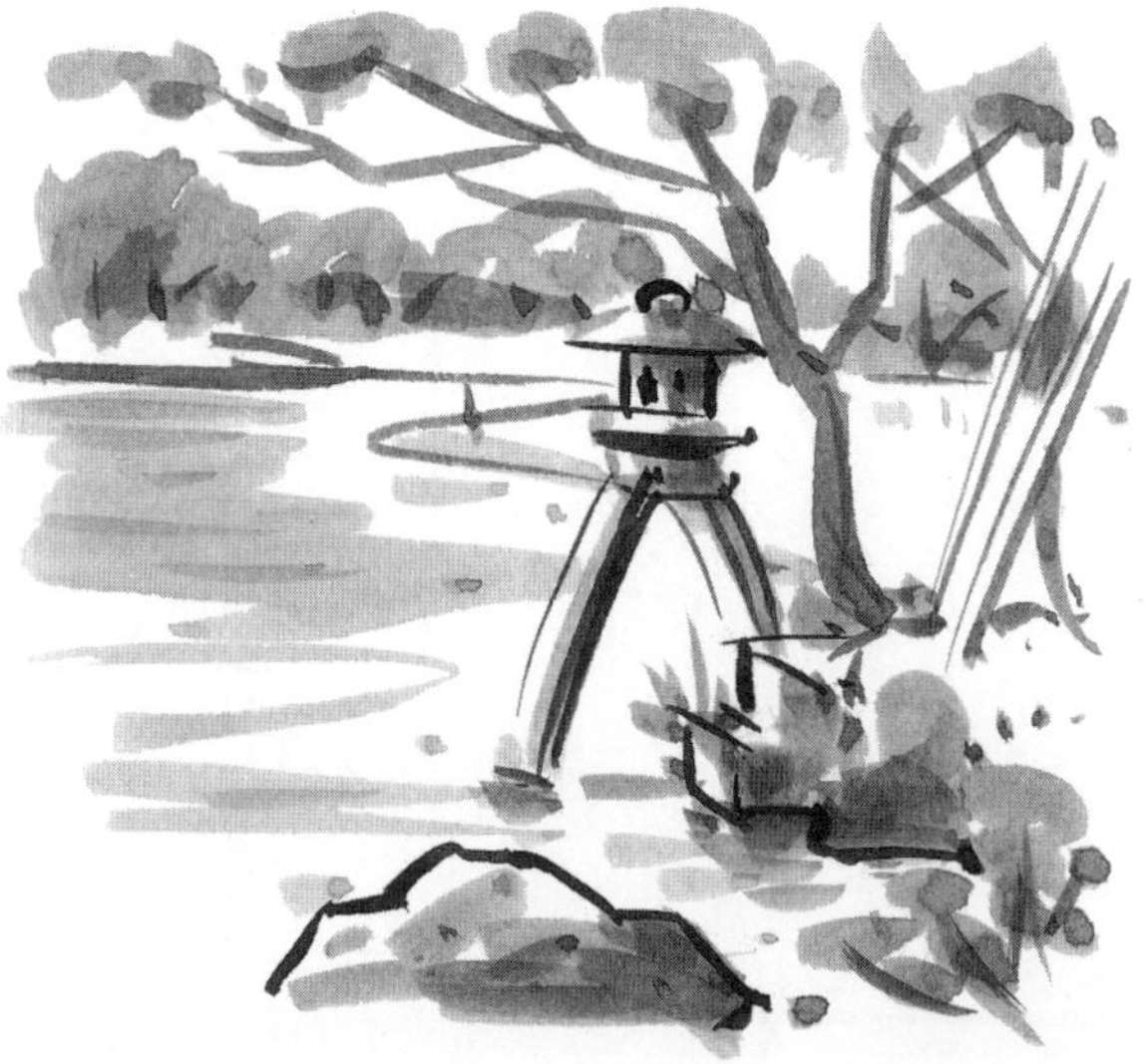

■ □に□の言葉を書きいれて、文をつくりましょう。

北陸金沢《ほくりくかなざわ》では
□《けん》□《ろく》□《えん》という
有名《ゆうめい》な庭園《ていえん》に
行《い》きました。

兼《けん》六《ろく》園《えん》

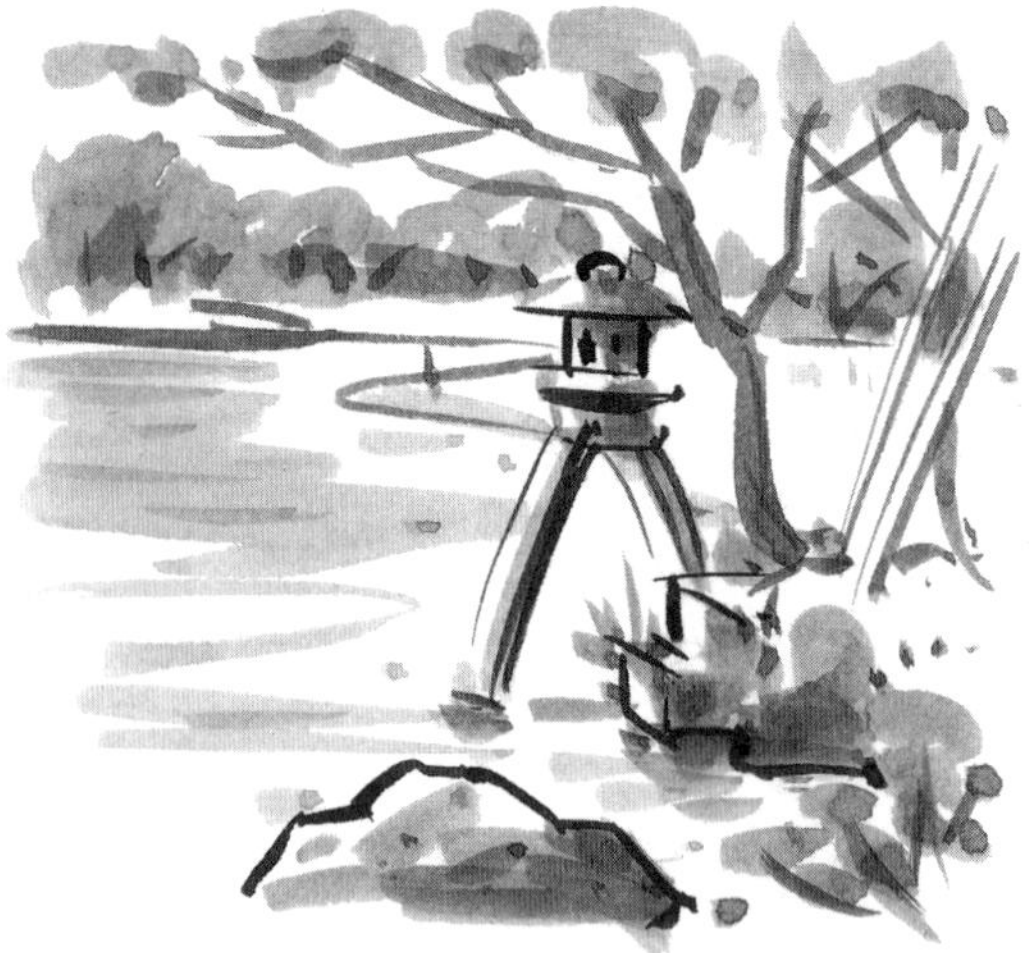

紀行文

月　日

始　時　分

終　時　分

名前

■ つぎの紀行文を読みましょう。

岐阜長良川《ぎふながらがわ》の鵜飼《うかい》は
千三百年《せんさんびゃくねん》の歴史《れきし》があります。
かがり火《び》を川面《かわも》にうつし、
伝統《でんとう》の装束《しょうぞく》を
身《み》にまとった鵜匠《うしょう》が
鵜《う》をあやつります。
闇《やみ》の中《なか》での古典絵巻《こてんえまき》に
すっかり夢中《むちゅう》になりました。

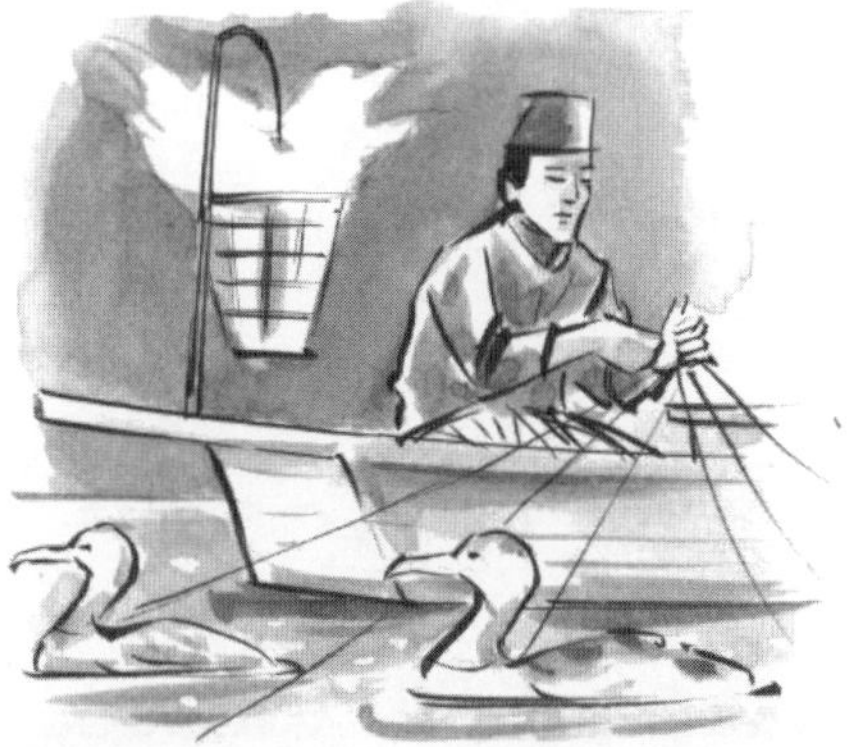

■ □に□の言葉を書き入れて、文をつくりましょう。

千三百年《せんさんびゃくねん》の
歴史《れきし》をもつ
□□□《ながらがわ》の
鵜飼《うかい》を見《み》ました。

長《なが》良《ら》川《がわ》

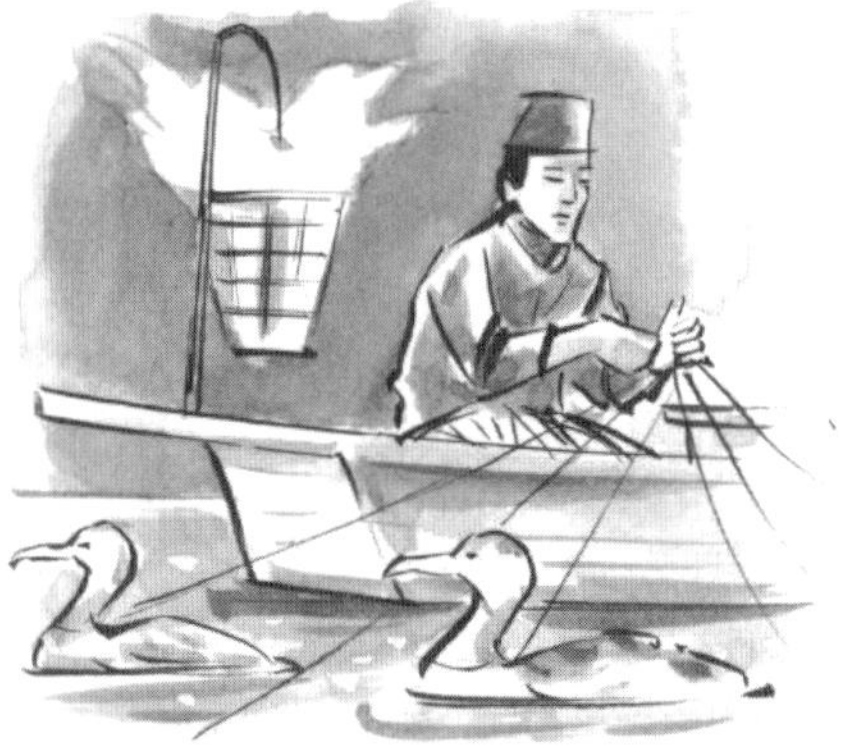

□月□日

紀行文

名前

始 □時□分　終 □時□分

KUMON

■つぎの紀行文を読みましょう。

「天下《てんか》の険《けん》」といわれる、
箱根《はこね》の山《やま》にいます。
ロープウエーで
谷《たに》を越《こ》え、硫黄《いおう》の煙《けむり》立《た》つ
大涌谷《おおわくだに》まで登《のぼ》りました。
温泉《おんせん》でゆでた黒《くろ》タマゴを
食《た》べると、寿命《じゅみょう》が七年《ななねん》
のびるのだそうです。

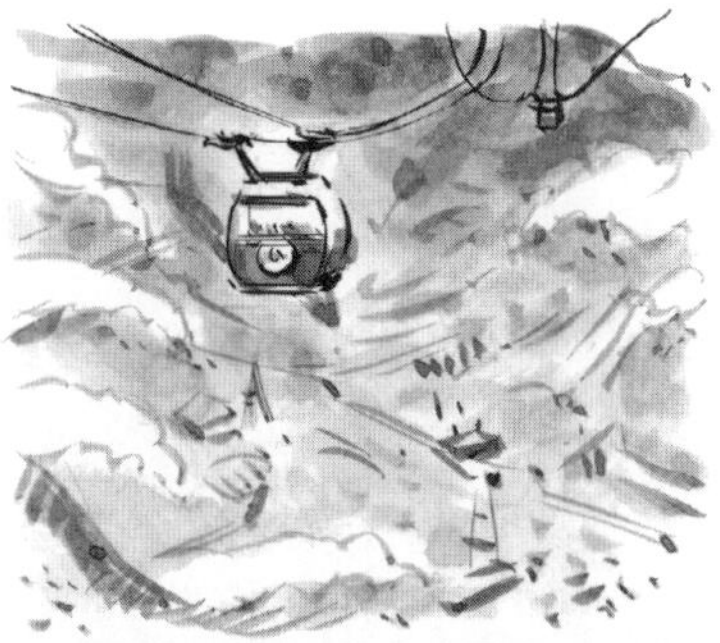

■ □に□の言葉を書きいれて、文をつくりましょう。

（　　　　）《はこねのやま》では
硫黄《いおう》の煙《けむり》立《た》つ
大涌谷《おおわくだに》まで
登《のぼ》りました。

箱《はこ》根《ね》の山《やま》

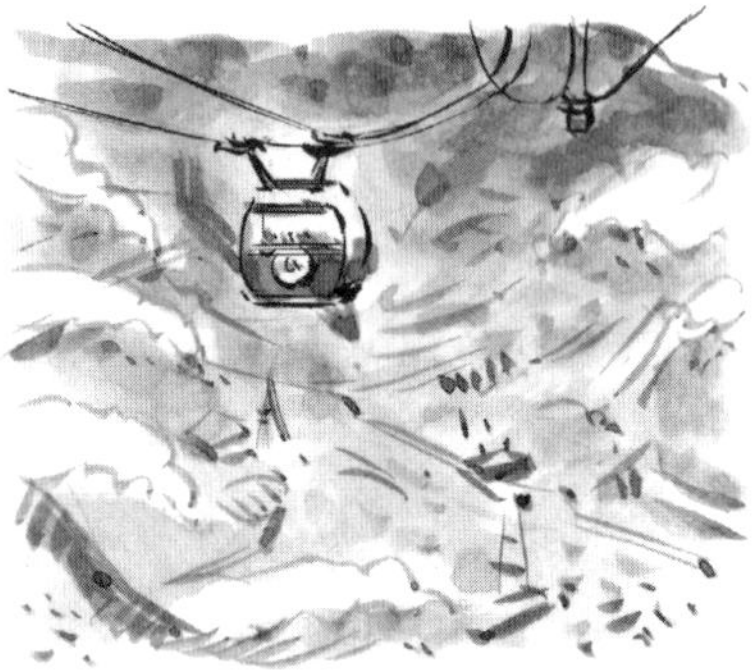

紀行文

月 日

始 時 分

終 時 分

名前

■ つぎの紀行文を読みましょう。

横浜《よこはま》の中華街《ちゅうかがい》にいます。赤《あか》や黄色《きいろ》で彩《いろど》られた街《まち》は、異国情緒《いこくじょうちょ》たっぷりです。所《ところ》せましと立《た》ち並《なら》ぶ飲食店《いんしょくてん》や雑貨屋《ざっかや》を目《め》でも楽《たの》しみながら、本場《ほんば》の味《あじ》を堪能《たんのう》したいと思《おも》います。

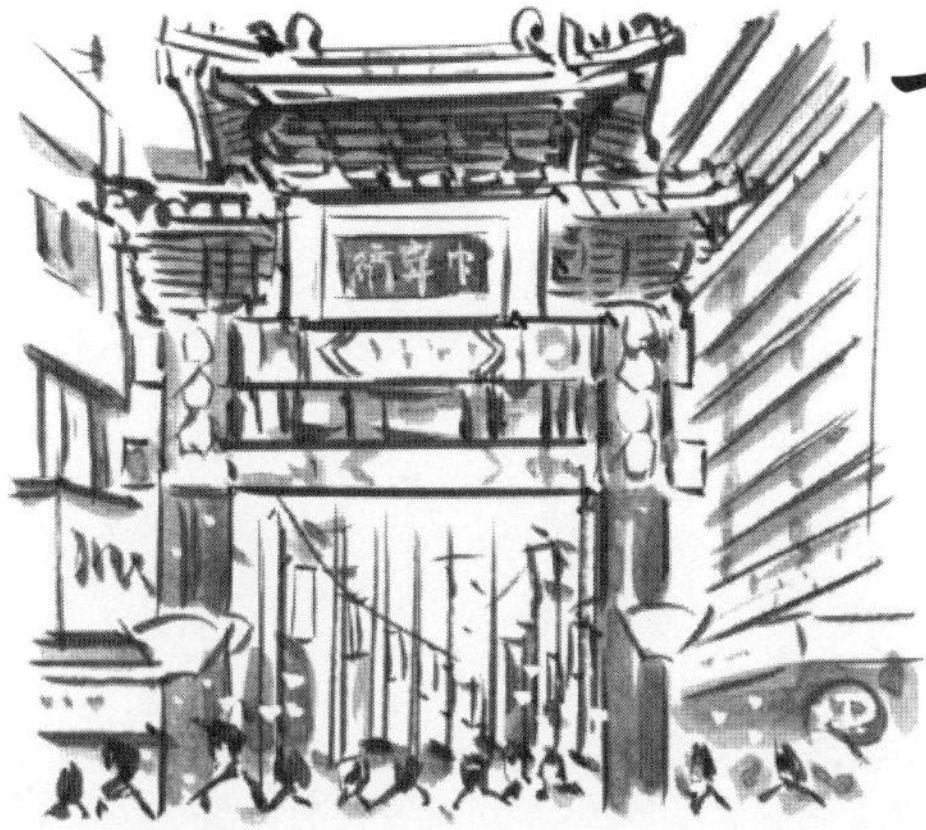

■ □に□の言葉を書き入れて、文をつくりましょう。

横浜《よこはま》にある□□□《ちゅうかがい》は、異国情緒《いこくじょうちょ》たっぷりです。

中華街《ちゅうかがい》

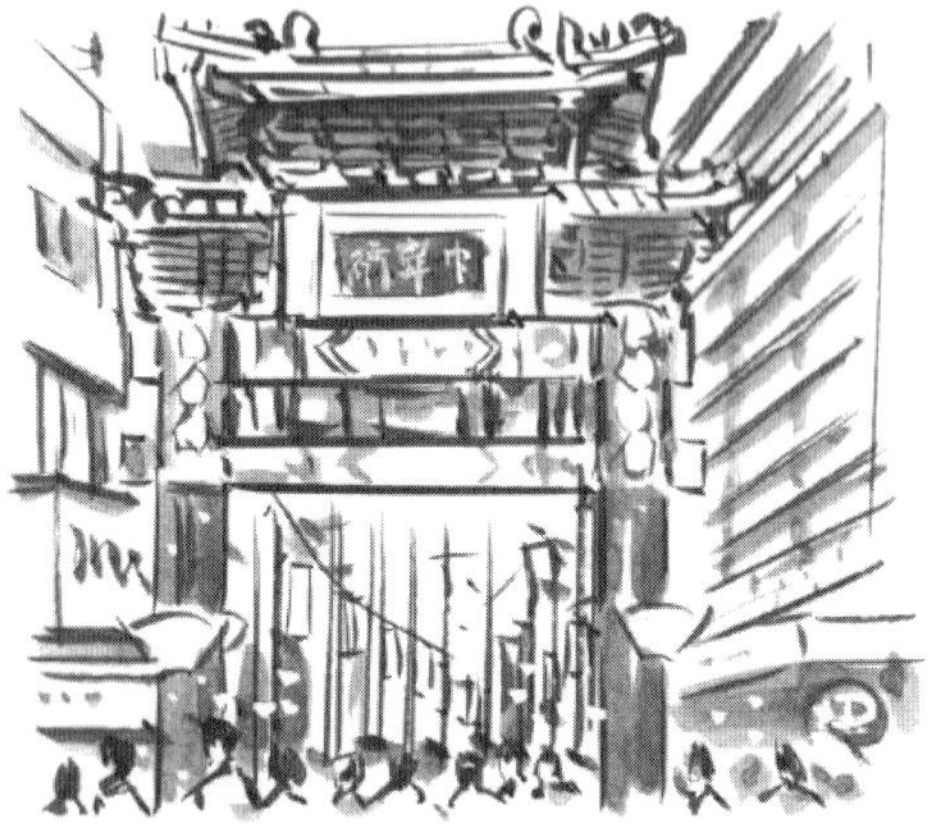

月　日

始　時　分

終　時　分

紀行文

名前

■ つぎの紀行文を読みましょう。

上野動物園《うえのどうぶつえん》に行《い》きました。
パンダが見《み》られるかと
期待《きたい》していたのですが、
お休《やす》みでした。
上野公園内《うえのこうえんない》を少《すこ》し歩《ある》いて、
西郷隆盛《さいごうたかもり》の像《ぞう》の写真《しゃしん》を
とってきました。

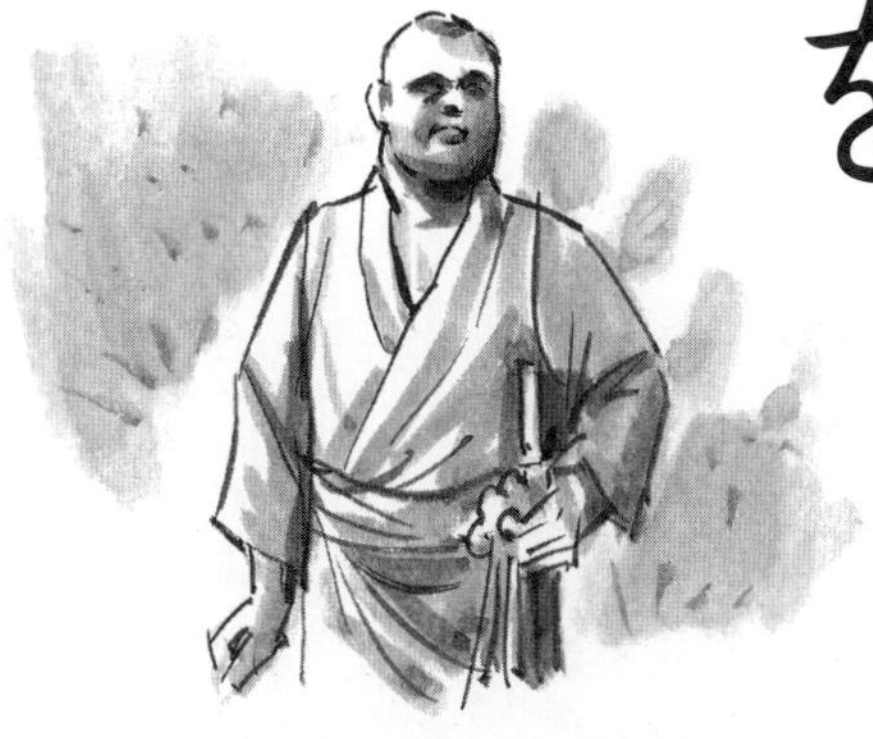

■ ［　］に［　］の言葉を書きいれて、文をつくりましょう。

［　　］《うえの》公園《こうえん》の
西郷隆盛《さいごうたかもり》の
像《ぞう》の前《まえ》で
写真《しゃしん》をとりました。

［上野《うえの》］

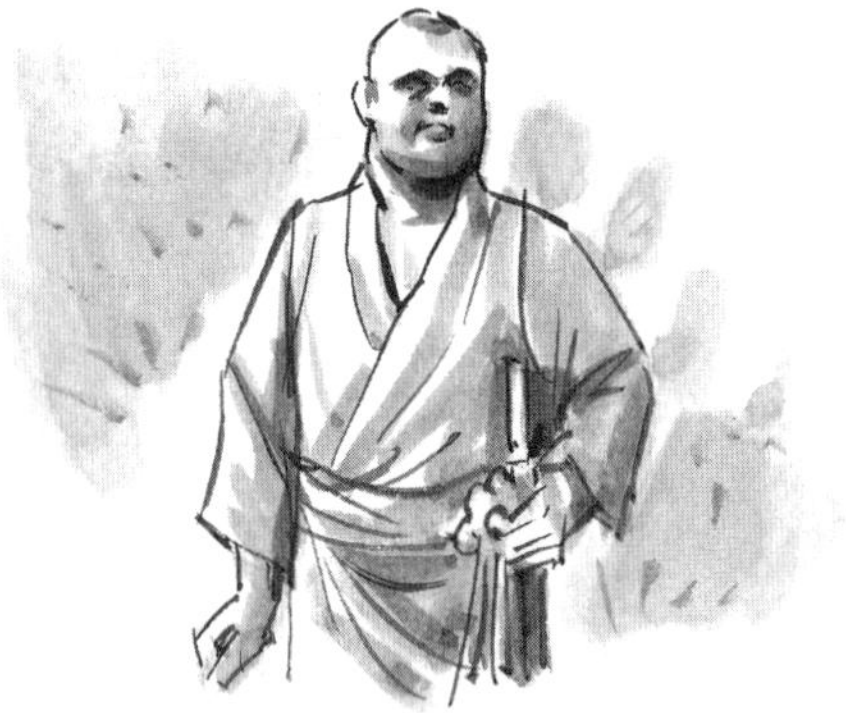

月　日

始　時　分

終　時　分

紀行文

名前

■つぎの紀行文を読みましょう。

日光東照宮《にっこうとうしょうぐう》は、
徳川三代《とくがわさんだい》目《め》家光《いえみつ》が、家康《いえやす》を
まつるために建立《こんりゅう》した
ごうかな神社《じんじゃ》です。
龍《りゅう》やねむり猫《ねこ》、
見《み》ざる聞《き》かざる言《い》わざるなど
動物《どうぶつ》の彫刻《ちょうこく》がなんとなく
ユーモラスでした。

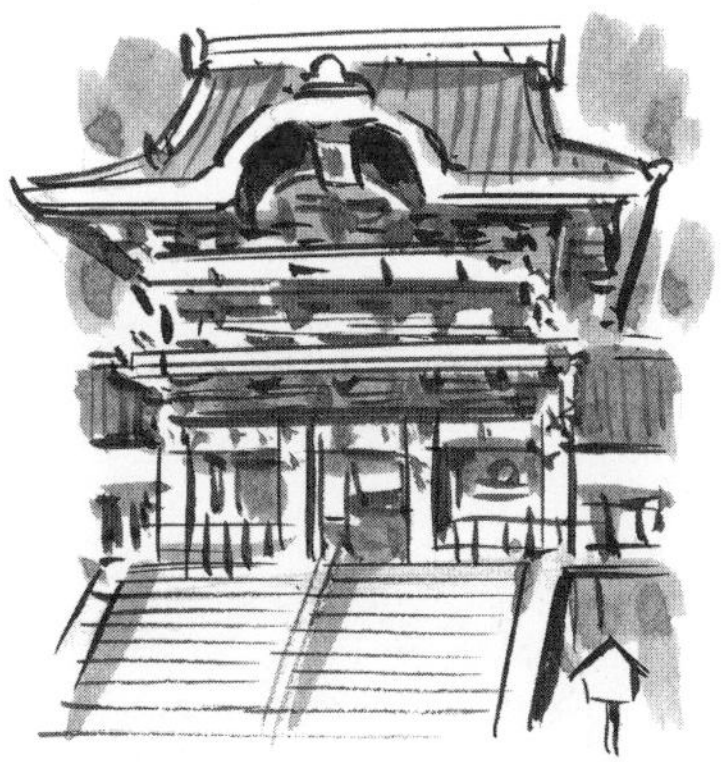

■ □に□の言葉を書きいれて、文をつくりましょう。

日光東照宮《にっこうとうしょうぐう》は
動物《どうぶつ》の彫刻《ちょうこく》が
ユーモラスで
ごうかな□《じん》□《じゃ》です。

神《じん》社《じゃ》

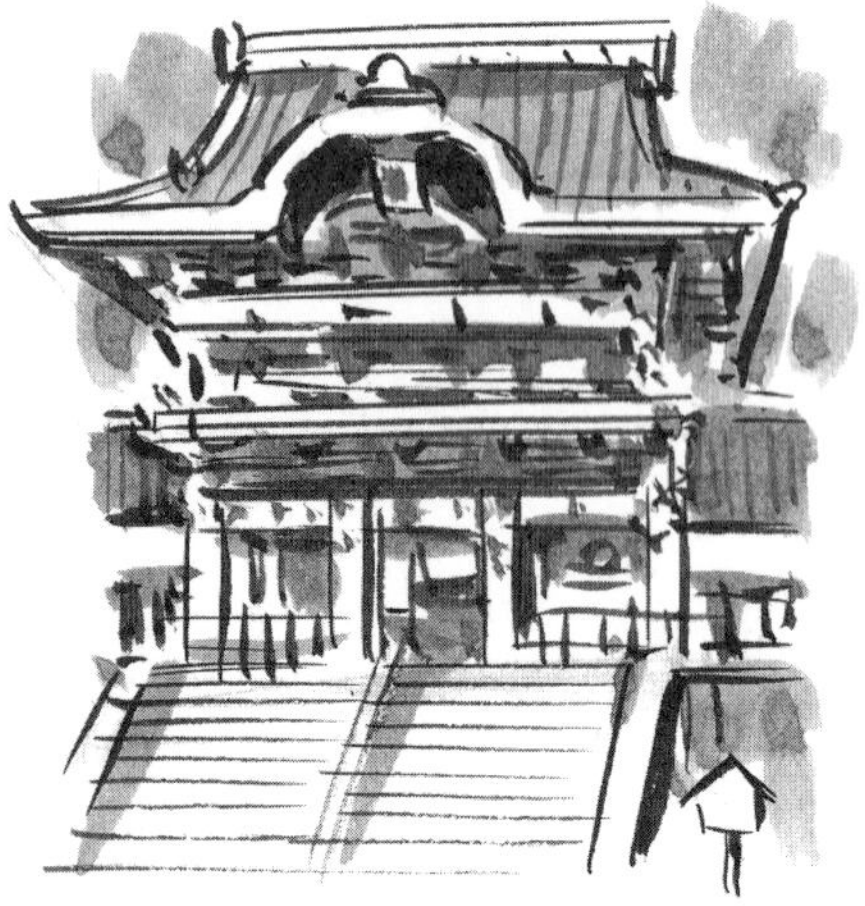

□月□日 始□時□分 終□時□分

紀行文

名前

■ つぎの紀行文を読みましょう。

初《はじ》めて佐渡島《さどがしま》に来《き》ました。新潟港《にいがたこう》からフェリーで二時間半《にじかんはん》です。佐渡名物《さどめいぶつ》のたらい舟《ぶね》を上手《じょうず》にこいで、アワビ、サザエの磯漁《いそりょう》をするようすに、感心《かんしん》しました。

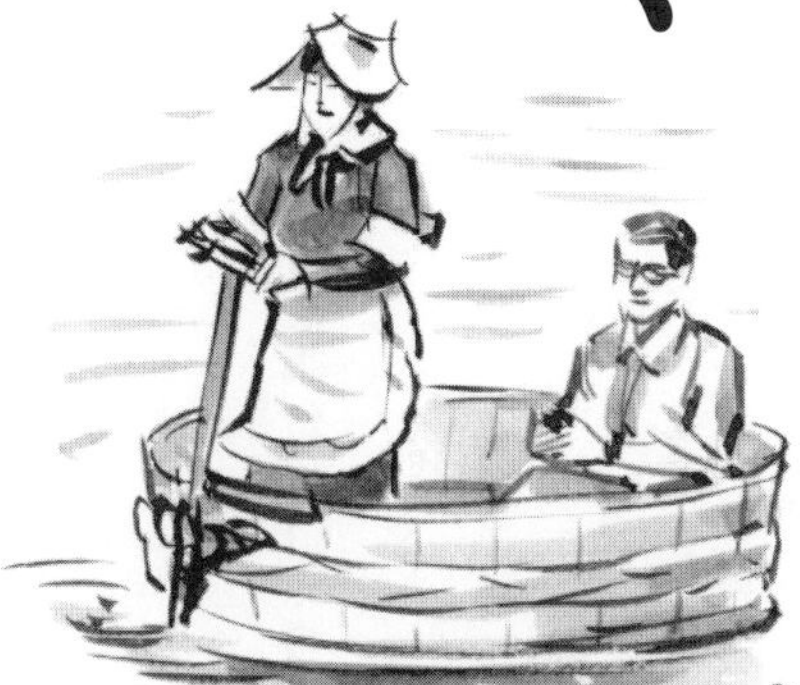

■ □に□の言葉《ことば》を書《か》きいれて、文《ぶん》をつくりましょう。

佐《さ》渡《ど》名《めい》物《ぶつ》の□□□□《たらいぶね》での

磯漁《いそりょう》を見《み》て

感心《かんしん》しました。

たらい舟《ぶね》

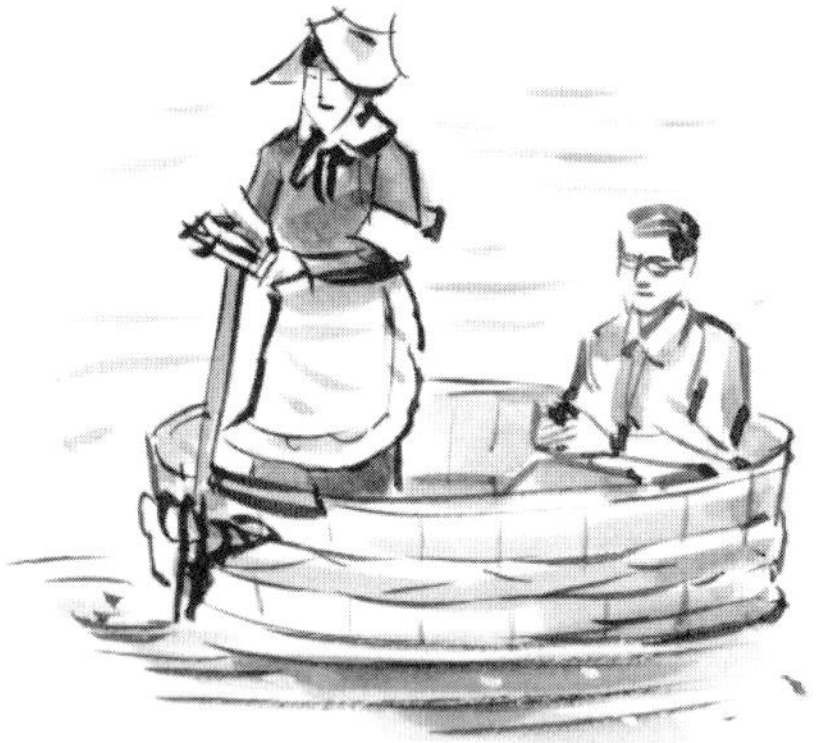

月　日

始　時　分

終　時　分

紀行文

名前

■ つぎの紀行文を読みましょう。

芭蕉《ばしょう》の『奥《おく》の細道《ほそみち》』にも登場《とうじょう》する山寺《やまでら》を訪《たず》ねました。奥《おく》の院《いん》まで、ずっと続《つづ》く石段《いしだん》を進《すす》むにつれて、厳粛《げんしゅく》な空気《くうき》になりました。境内《けいだい》は高《たか》い木々《きぎ》にかこまれ、幽玄《ゆうげん》という言葉《ことば》がぴったりです。

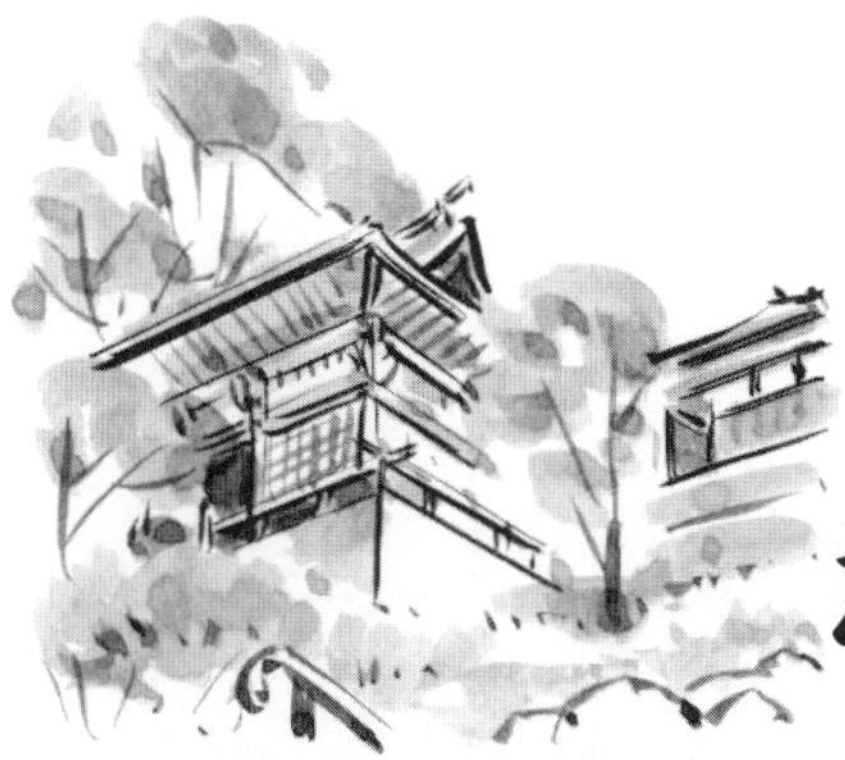

■ □に□の言葉を書きいれて、文をつくりましょう。

芭蕉《ばしょう》の
奥《おく》の細道《ほそみち》にある
□□《やまでら》を
訪《たず》ねました。

山寺《やまでら》

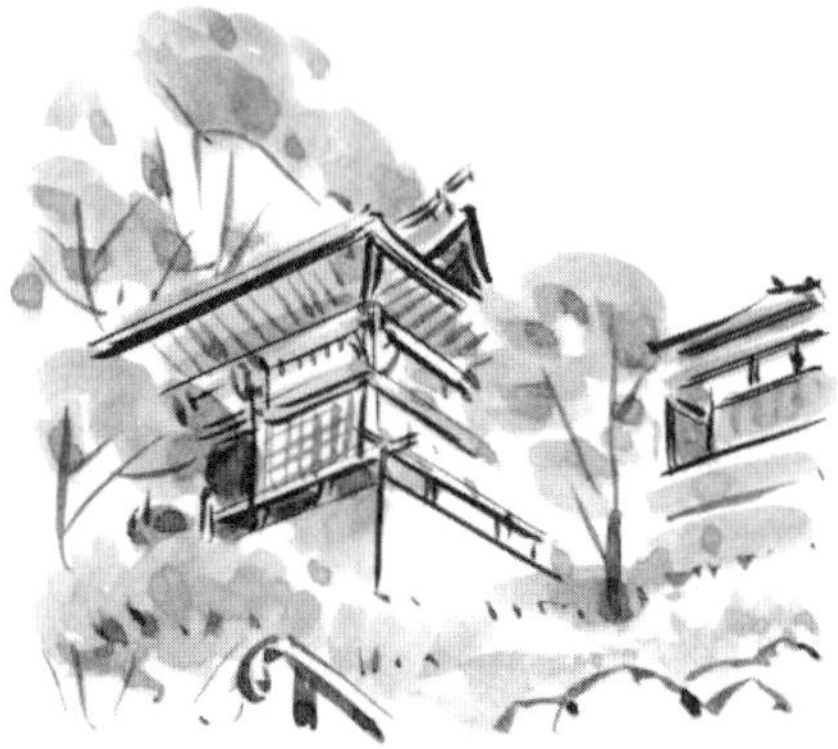

紀行文

月　日

名前

始　時　分

終　時　分

■ つぎの紀行文を読みましょう。

仙台《せんだい》に来《き》ました。
さっそく青葉城《あおばじょう》の
お城跡《しろあと》を訪《たず》ねて、
伊達政宗《だてまさむね》の像《ぞう》の前《まえ》で、
記念写真《きねんしゃしん》をとりました。
仙台《せんだい》の街《まち》を見《み》わたすと、
広瀬川《ひろせがわ》がきらきらと
光《ひか》って見えました。

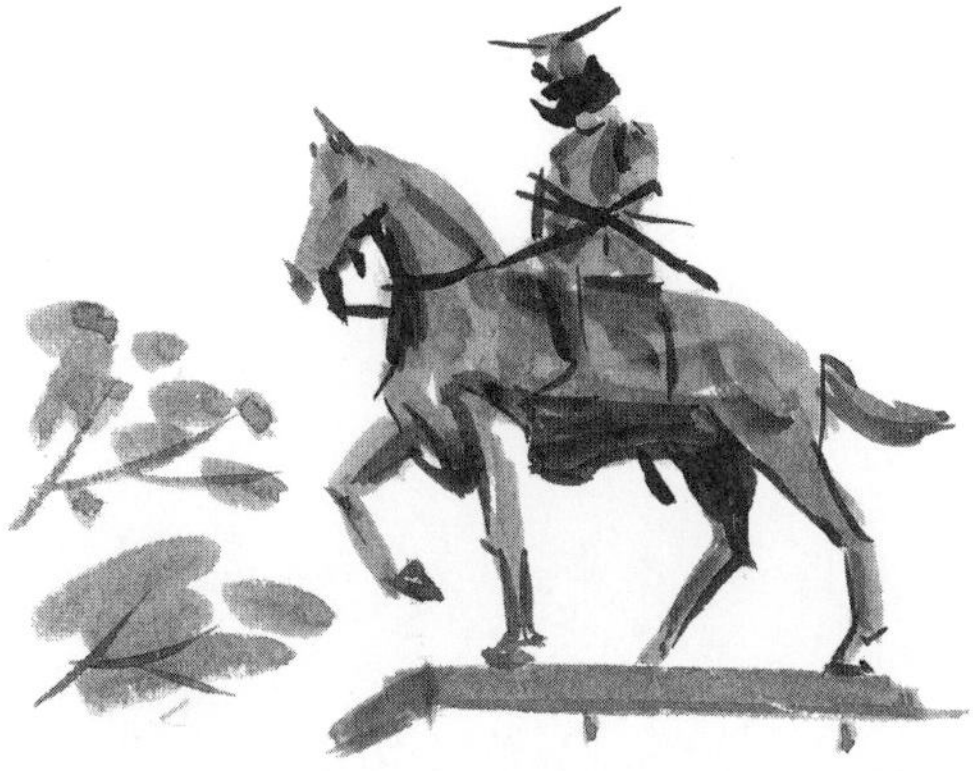

■ □に□の言葉を書き入れて、文をつくりましょう。

□《せん》□《だい》の
青《あお》葉《ば》城《じょう》のお城《しろ》跡《あと》には、
伊《だ》達《て》政《まさ》宗《むね》の
像《ぞう》がありました。

仙《せん》台《だい》

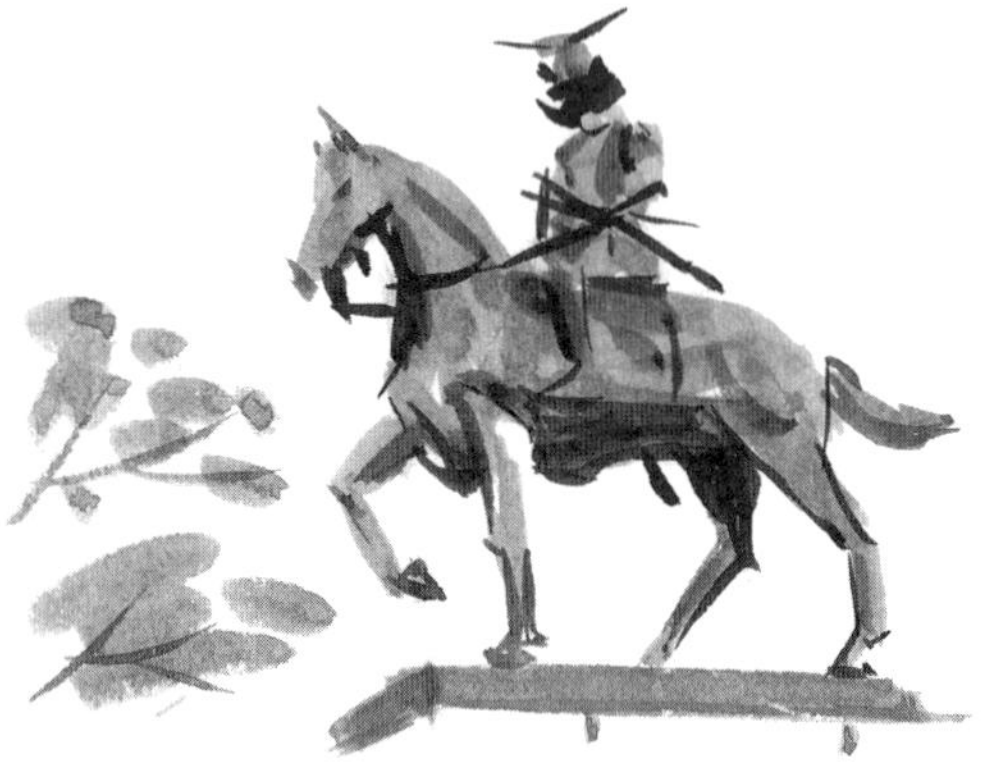

紀行文

月　日

始　時　分

終　時　分

名前

■つぎの紀行文を読みましょう。

岩手県《いわてけん》の花巻《はなまき》は、
『銀河鉄道《ぎんがてつどう》の夜《よる》』で有名《ゆうめい》な
宮沢賢治《みやざわけんじ》のふるさとです。
ポラン広場《ひろば》を通《とお》り、
イーハトーブ館《かん》へ。
花巻に着《つ》いたとたん、
たちまち賢治の世界《せかい》に
引《ひ》き込《こ》まれました。

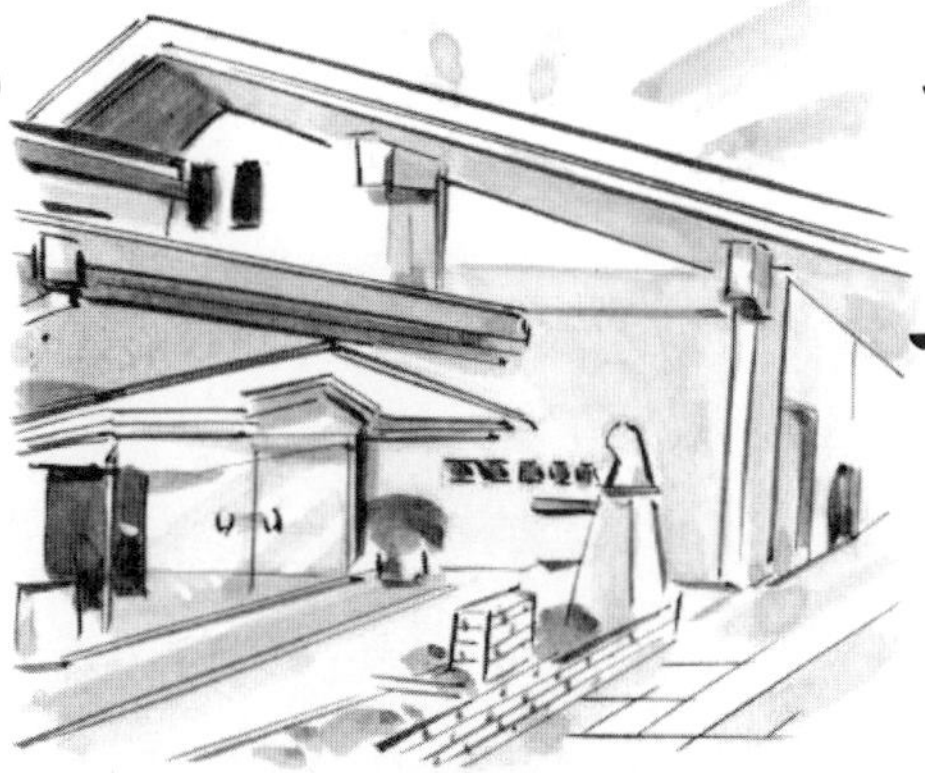

■ □に□の言葉を書きいれて、文をつくりましょう。

岩手県《いわてけん》の□□《はなまき》は、宮沢賢治《みやざわけんじ》のふるさとです。

花巻《はなまき》

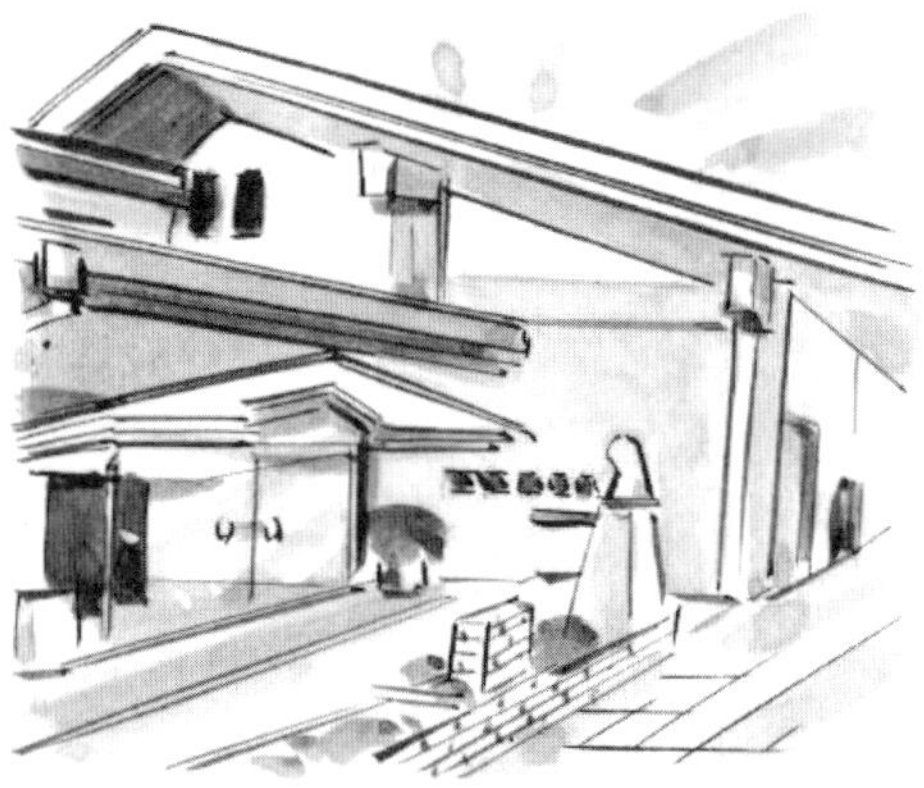

紀行文

□月□日

始 □時□分
終 □時□分

名前

■ つぎの紀行文を読みましょう。

青森《あおもり》では、有名《ゆうめい》な
ねぶた祭《まつり》を見《み》ました。
明《あ》かりのともった
大《おお》きな人形《にんぎょう》が、
太鼓《たいこ》の音《おと》とともに
おしよせてきます。
見ているだけで
わくわくしてきました。

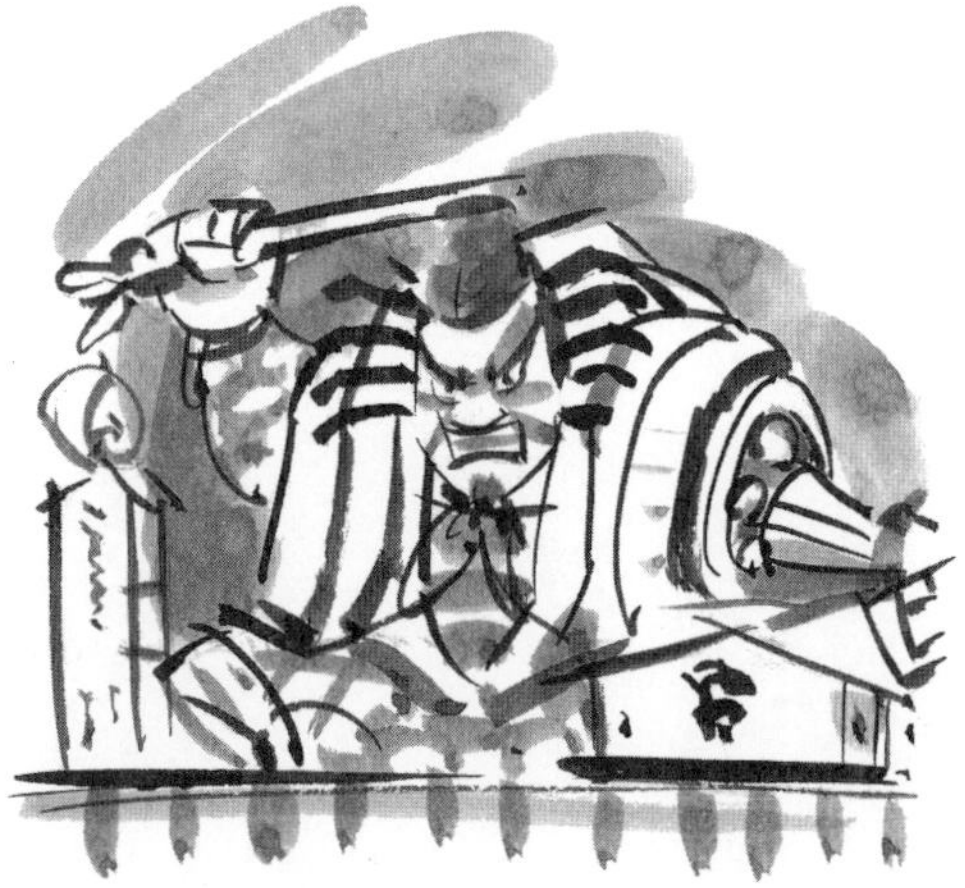

■ □に□の言葉を書きいれて、文をつくりましょう。

ねぶた祭《まつり》は、
とても有名《ゆうめい》な
□□《あおもり》の
お祭です。

青《あお》森《もり》

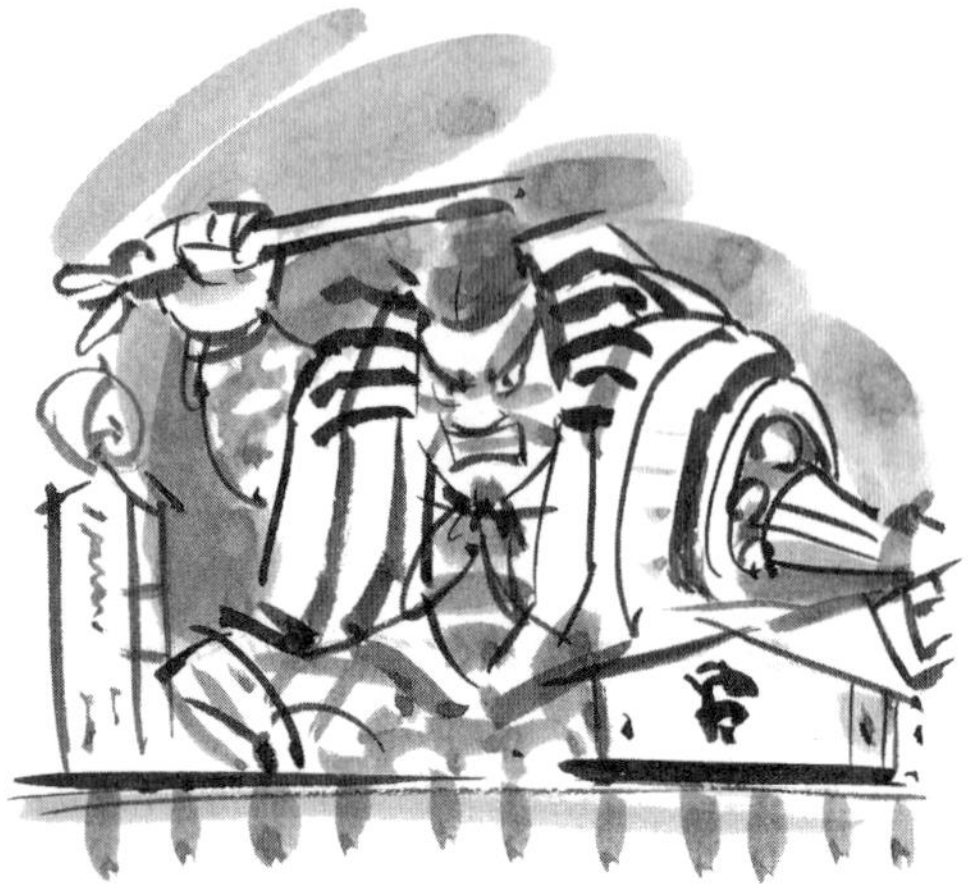

紀行文

月　日

始　時　分

終　時　分

名前

■ つぎの紀行文を読みましょう。

ラベンダーで知《し》られる富良野《ふらの》から、美《うつく》しい丘陵《きゅうりょう》地帯《ちたい》をドライブしました。丘《おか》には、ジャガイモや麦《むぎ》の緑《みどり》や金色《きんいろ》があらわれ、まるでパッチワークのようです。

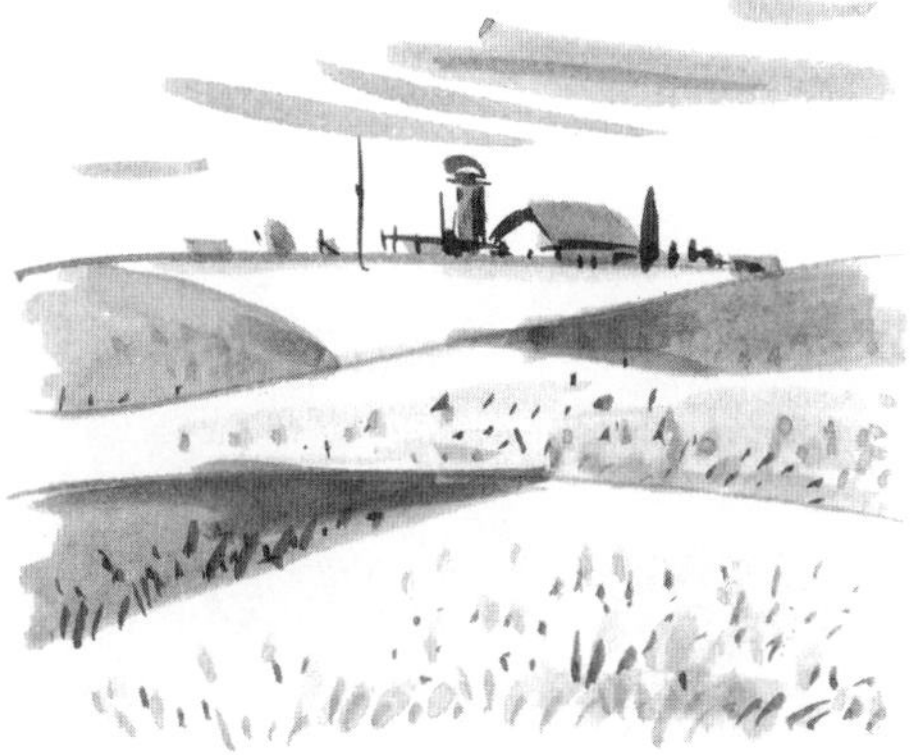

■ □に□の言葉《ことば》を書《か》きいれて、文《ぶん》をつくりましょう。

ラベンダーで
知《し》られる
□□□《ふらの》を
ドライブしました。

富良野《ふらの》

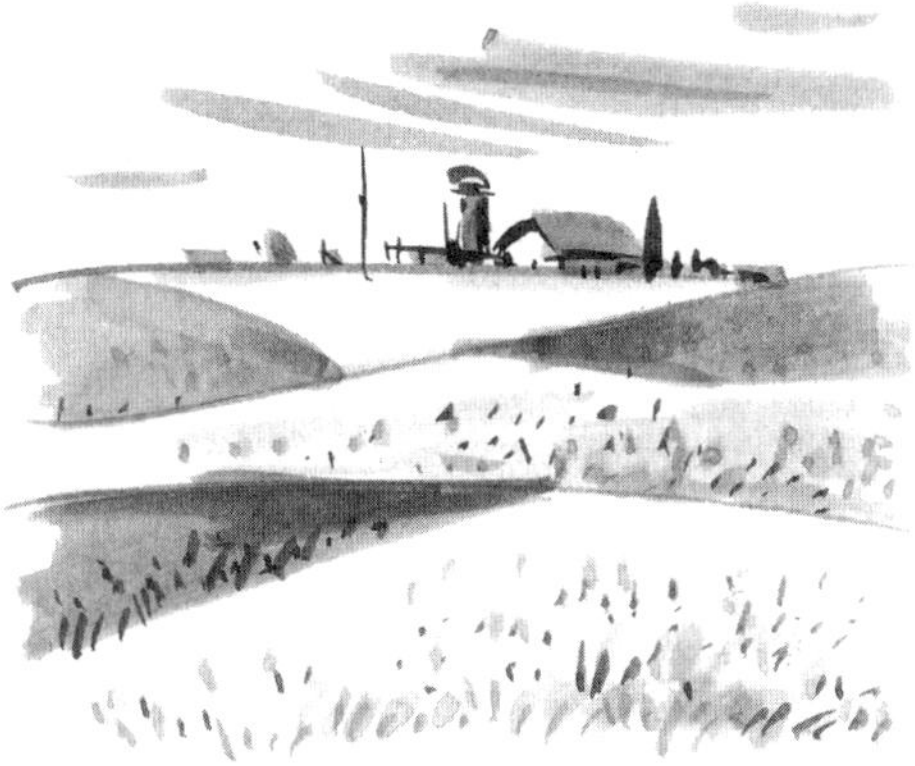

月　日

始　時　分

終　時　分

紀行文

名前

■ つぎの紀行文を読みましょう。

旅《たび》のしめくくりとして、北海道《ほっかいどう》から寝台特急《しんだいとっきゅう》で帰《かえ》ることにしました。青函《せいかん》トンネルを抜《ぬ》け本州《ほんしゅう》へ入《はい》りました。車窓《しゃそう》から見《み》える風景《ふうけい》に各地《かくち》での思《おも》い出《で》が重《かさ》なります。とても充実《じゅうじつ》した気分《きぶん》です。

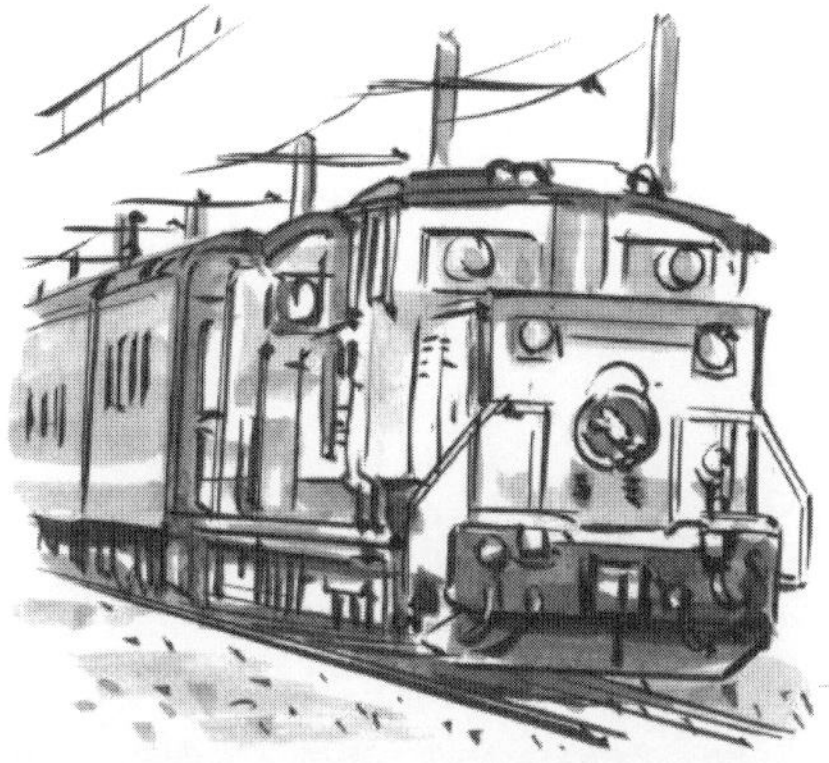

■ □に□の言葉を書き入れて、文をつくりましょう。

寝台《しんだい》□□《とっきゅう》で
青函《せいかん》トンネルを
通《とお》り抜《ぬ》け
本州《ほんしゅう》に入《はい》りました。

特《とっ》急《きゅう》

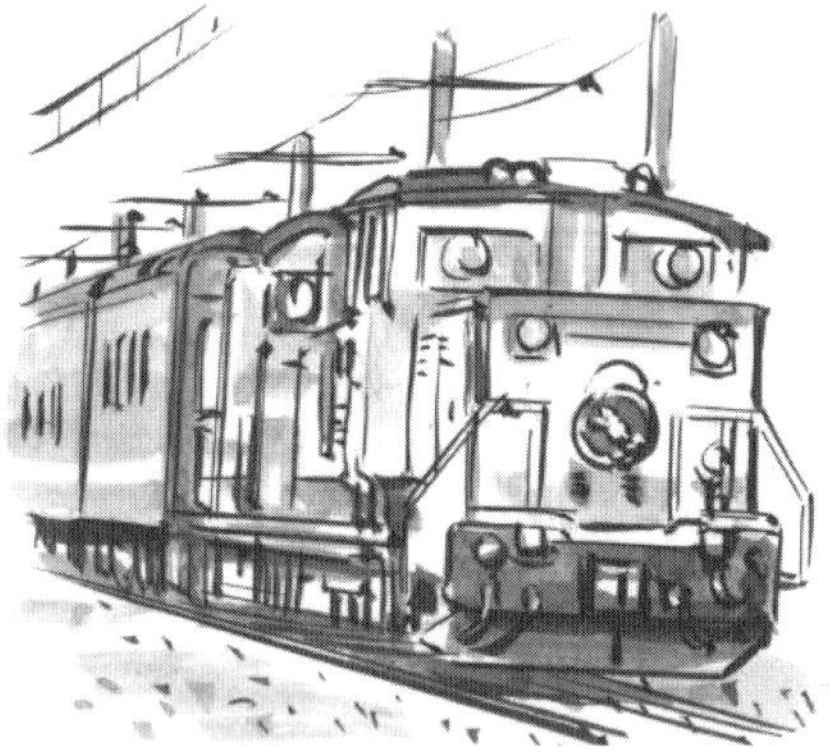

月　日

説明文

名前

始　時　分

終　時　分

■つぎの説明文を読みましょう。

「タンポポの旅《たび》」

子《こ》どもたちは、タンポポのわた毛《げ》を風《かぜ》にとばして遊《あそ》びます。わた毛には、一《ひと》つずつたねがついています。たねは風にのって旅に出《で》て、はなれたところで根《ね》づきます。

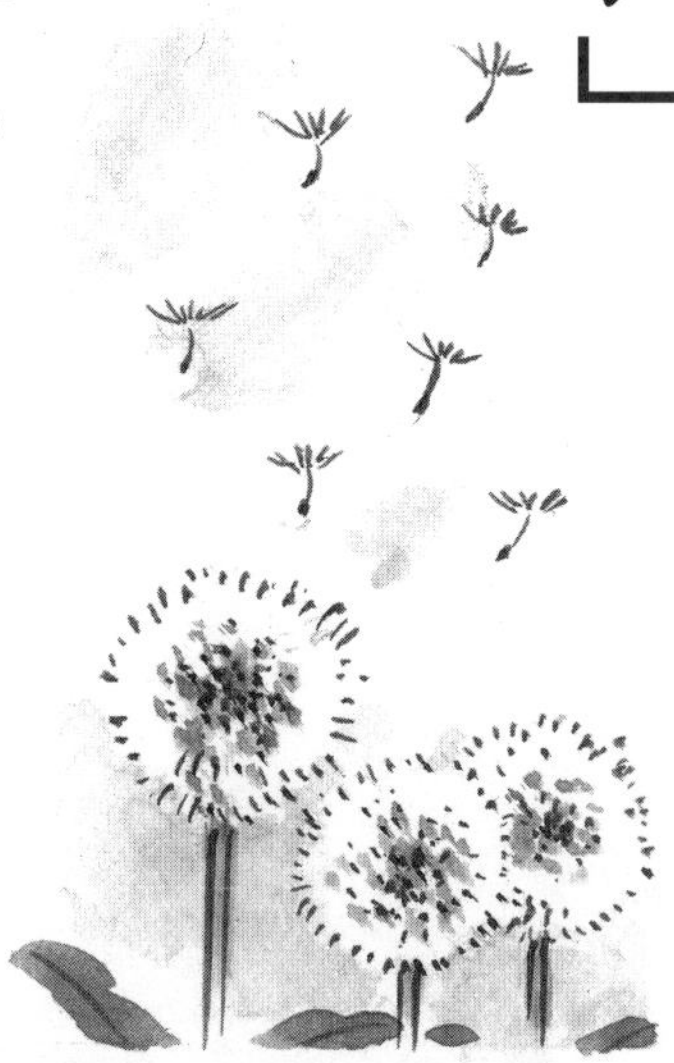

□に漢字を書き入れて、文をつくりましょう。

わた毛《げ》についた
タンポポのたねは、
□《かぜ》にのって
はなれたところへ
とんでいきます。

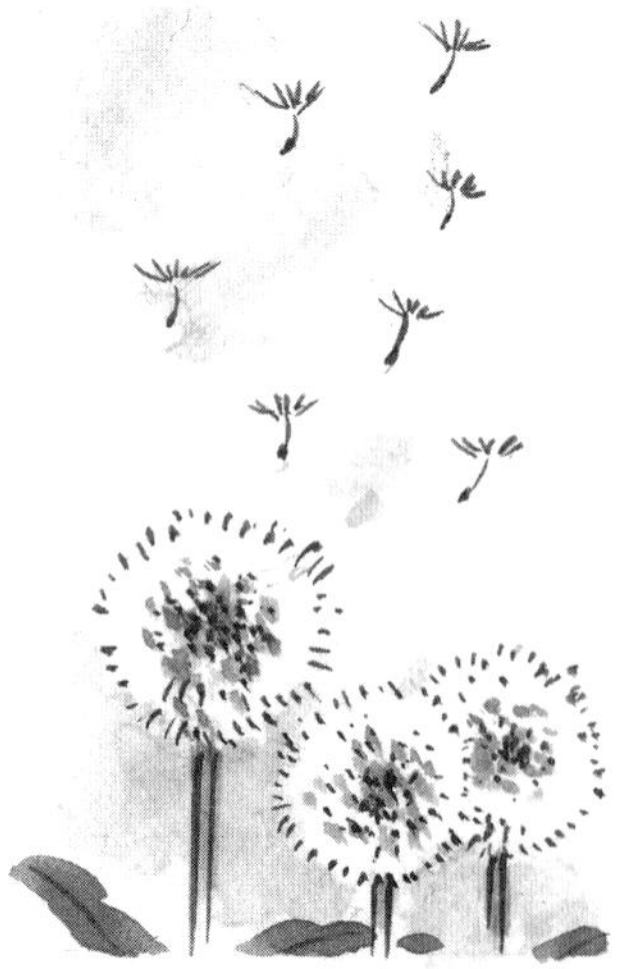

風

月 日

始 時 分

終 時 分

説明文

名前

■つぎの説明文を読みましょう。

「春《はる》の七草《ななくさ》」

せり、なずな、ごぎょう、
はこべら、ほとけのざ、
すずな、すずしろ。

これを春の七草といいます。
正月《しょうがつ》の七日《なのか》に
七草がゆを
食《た》べると、
病気《びょうき》にならないそうです。

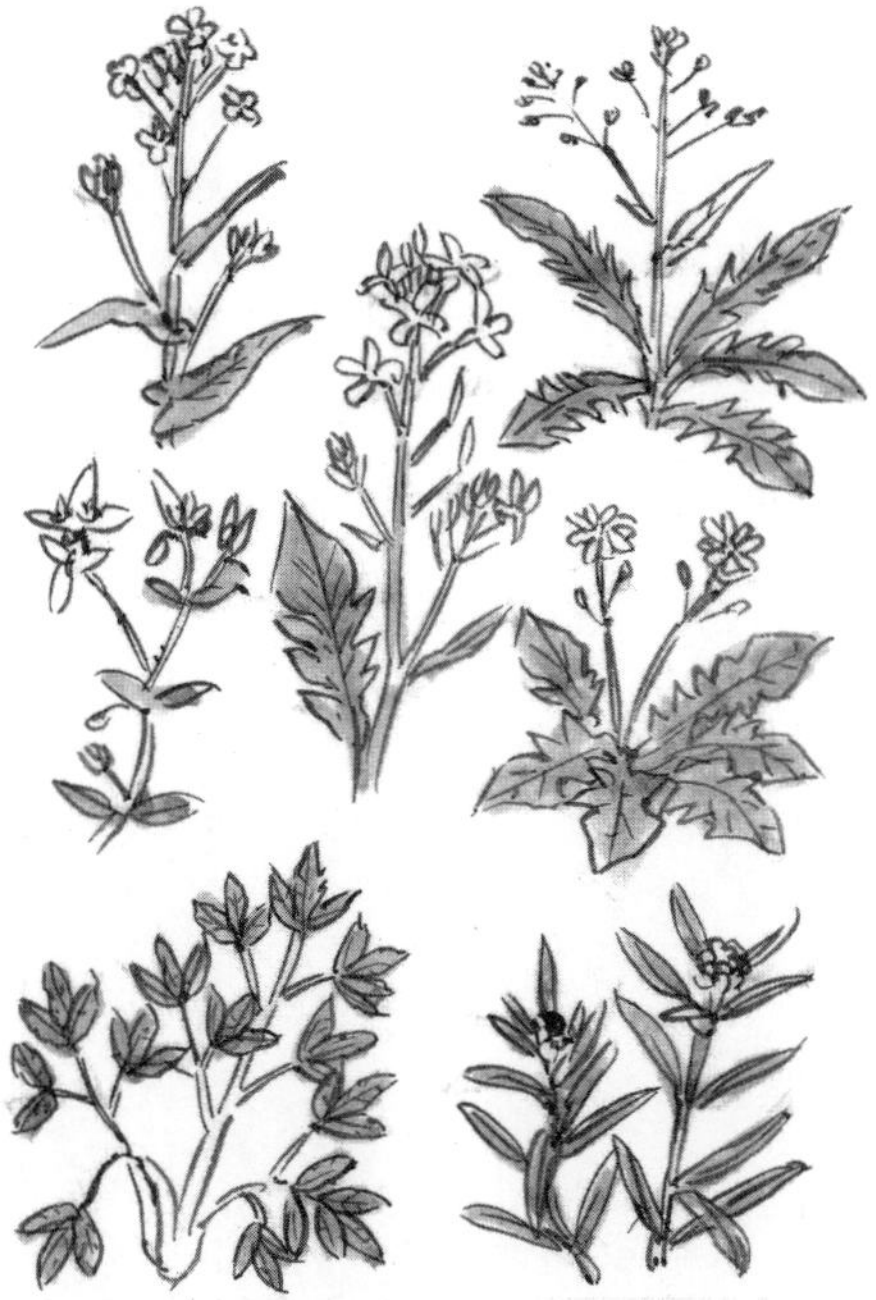

■ □に漢字を書き入れて、文をつくりましょう。

正月《しょうがつ》の七日《なのか》に
七《なな》□《くさ》がゆを
食《た》べると、
病気《びょうき》にならないと
いわれています。

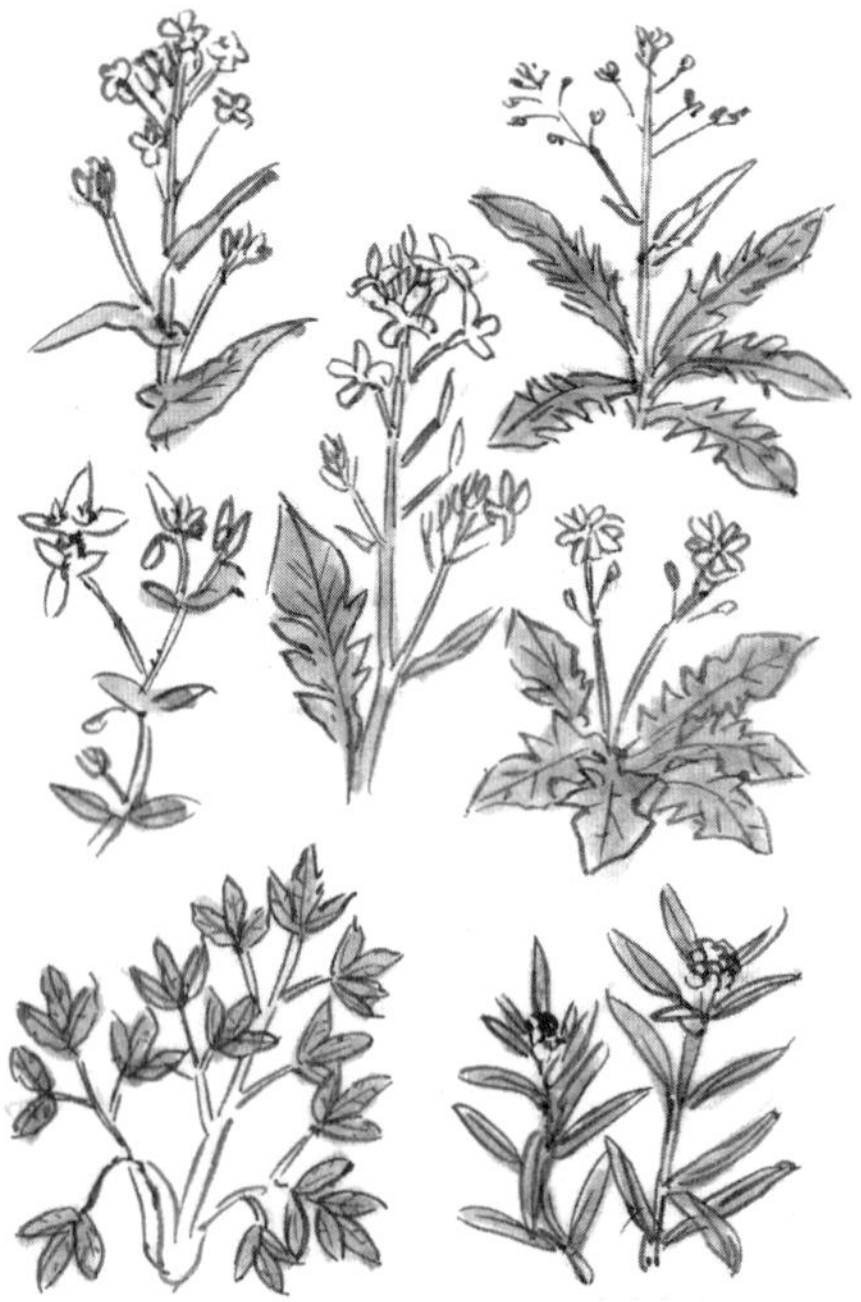

草

□月□日

説明文

名前

始 □時□分
終 □時□分

■つぎの説明文を読みましょう。

「葉《は》の形《かたち》」

葉の形から、
樹木《じゅもく》を大《おお》きく二《に》種類《しゅるい》に
わけることができます。
松《まつ》のようにとがった葉を
もつ針葉樹《しんようじゅ》と、
ブナのように平《ひら》たくて
幅《はば》の広《ひろ》い葉をもつ
広葉樹《こうようじゅ》です。

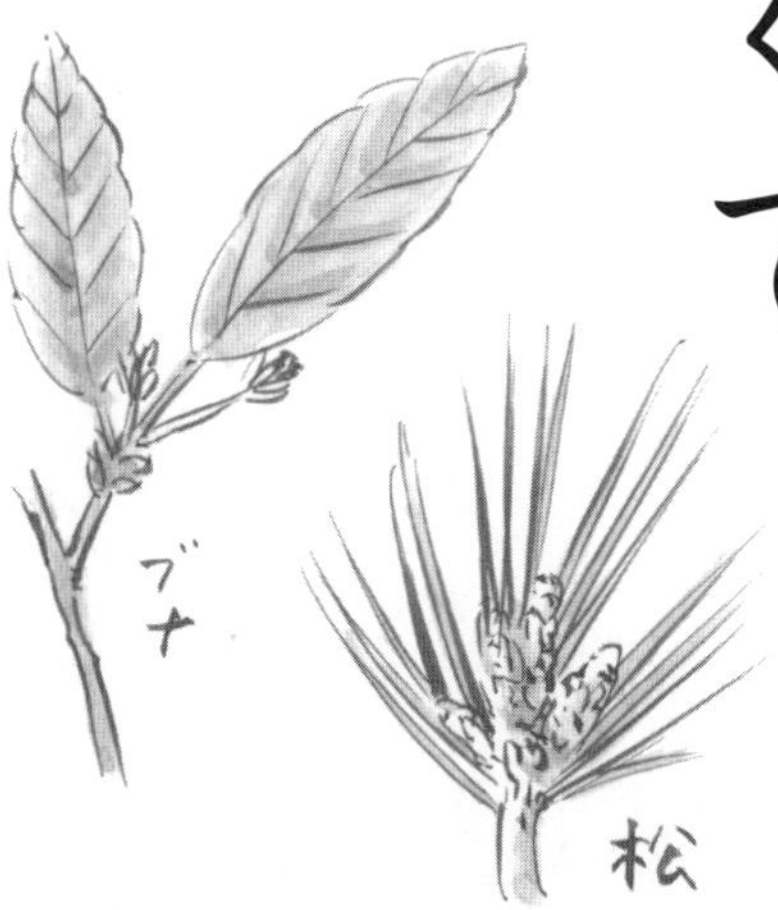

■ □に漢字を書き入れて、文をつくりましょう。

樹木《じゅもく》の種類《しゅるい》は
葉《は》の□《かたち》から、
針葉樹《しんようじゅ》と
広葉樹《こうようじゅ》に
わけられます。

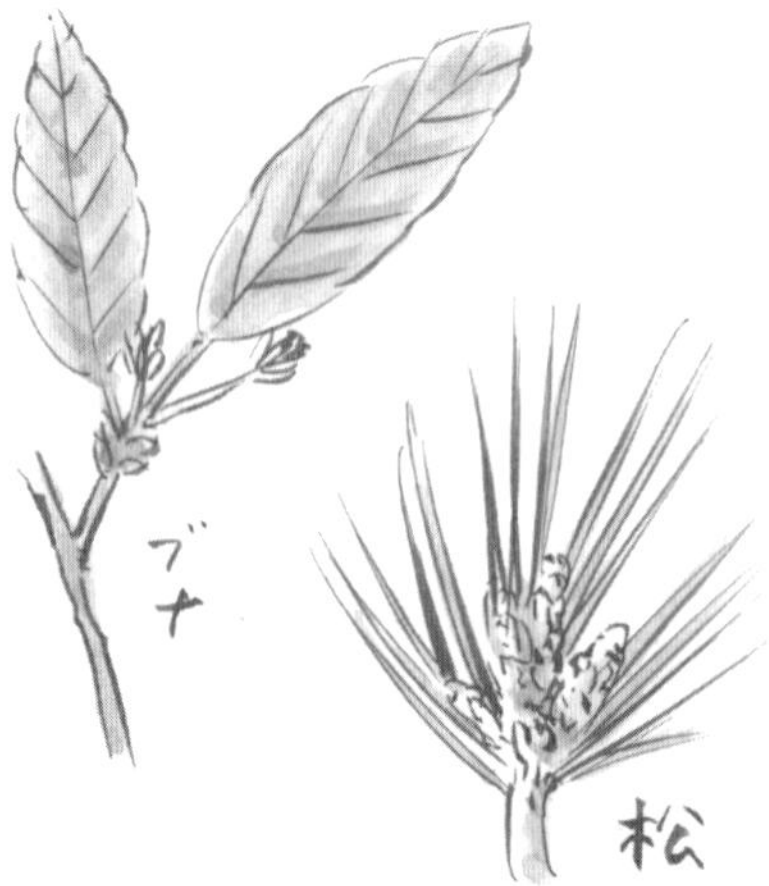

形

説明文

月　日　始　時　分　終　時　分

名前

■つぎの説明文を読みましょう。

「ウグイス」

春《はる》が来《く》ると
「ホーホケキョ」と、
ウグイスのさえずりが
聞《き》こえてきます。
すう息《いき》で「ホー」、
はく息で「ホケキョ」と
鳴《な》きます。　秋《あき》から冬《ふゆ》は
「チャッチャッ」と鳴きます。

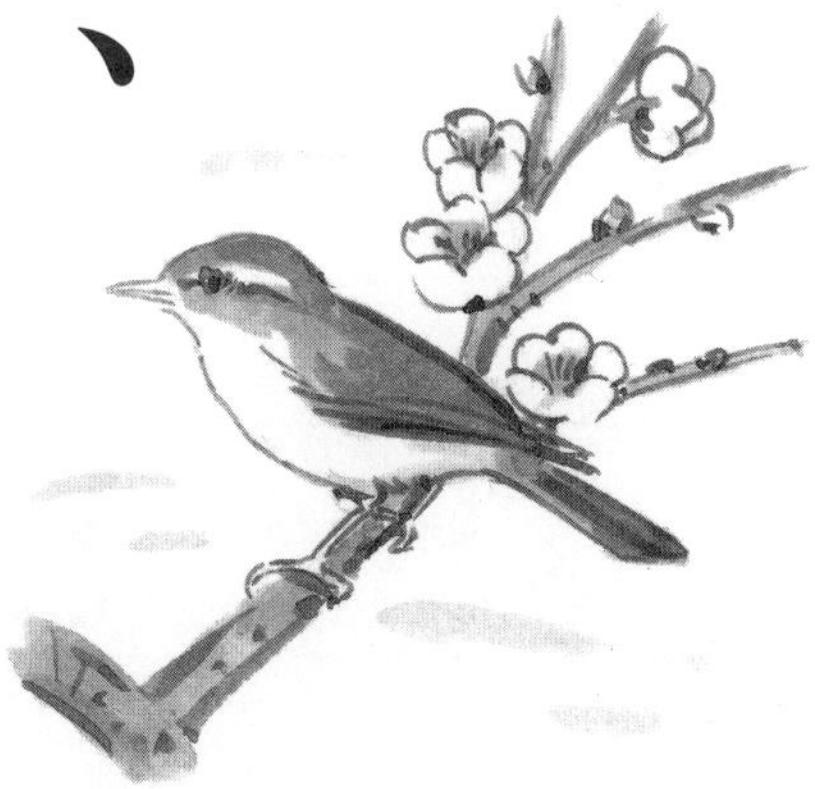

■ □に漢字を書き入れて、文をつくりましょう。

ウグイスは
すう□《いき》で「ホー」、
はく息《いき》で「ホケキョ」と
鳴《な》きます。

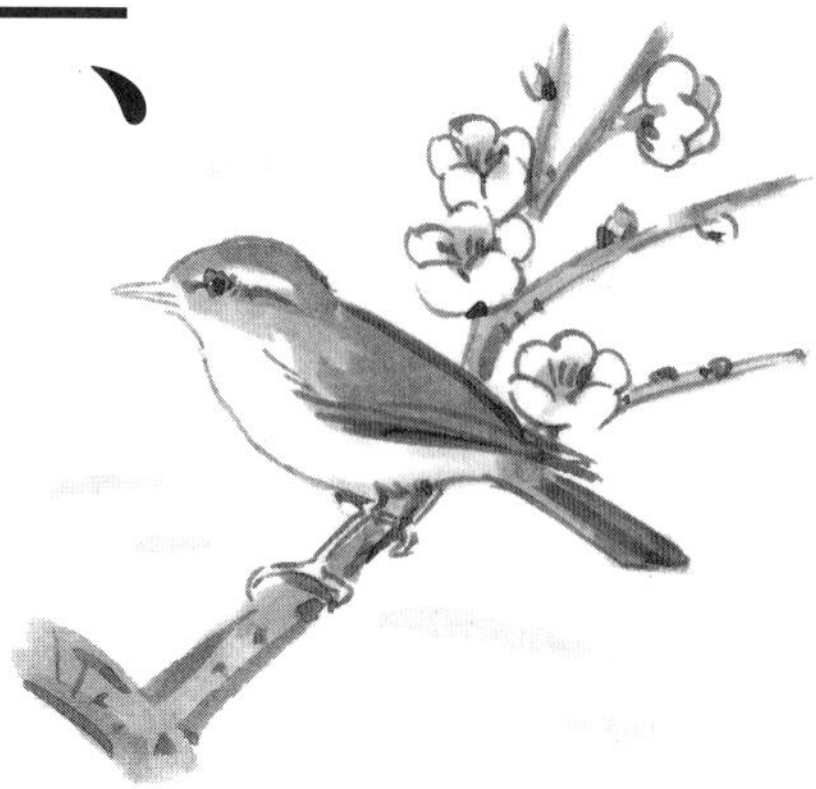

息

説明文

月　日

始　時　分

終　時　分

名前

■ つぎの説明文を読みましょう。

「モズのはやにえ」

モズは秋《あき》、人里《ひとざと》にあらわれ、するどい声《こえ》で鳴《な》く小鳥《ことり》です。

バッタやカエルなどのえものを、木《き》のえだにさしてのこす、「モズのはやにえ」といわれる習性《しゅうせい》を持《も》っています。

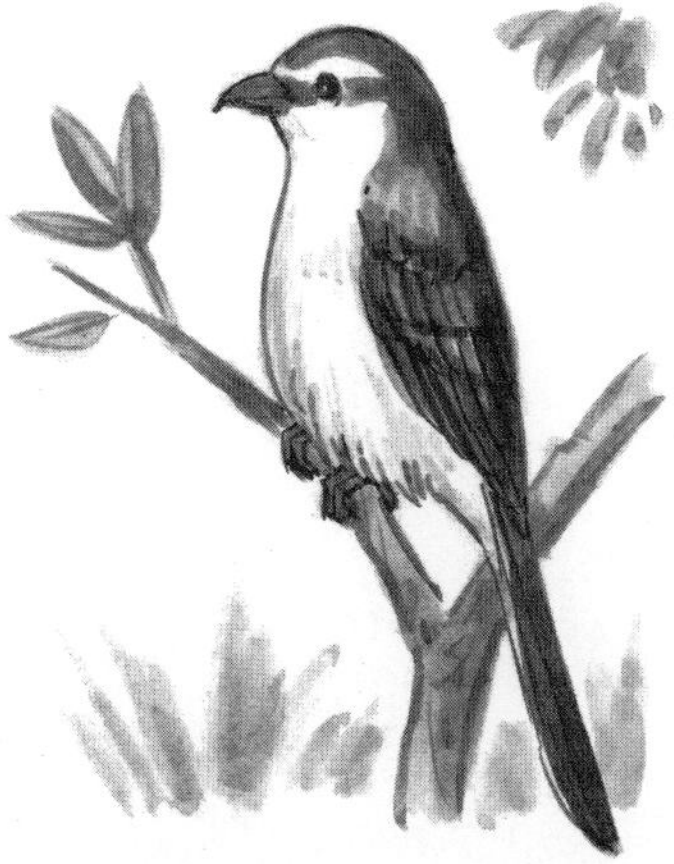

■ □に漢字を書き入れて、文をつくりましょう。

モズのはやにえとは、
バッタなどのえものを
□《き》のえだに
さしてのこす
習性《しゅうせい》のことです。

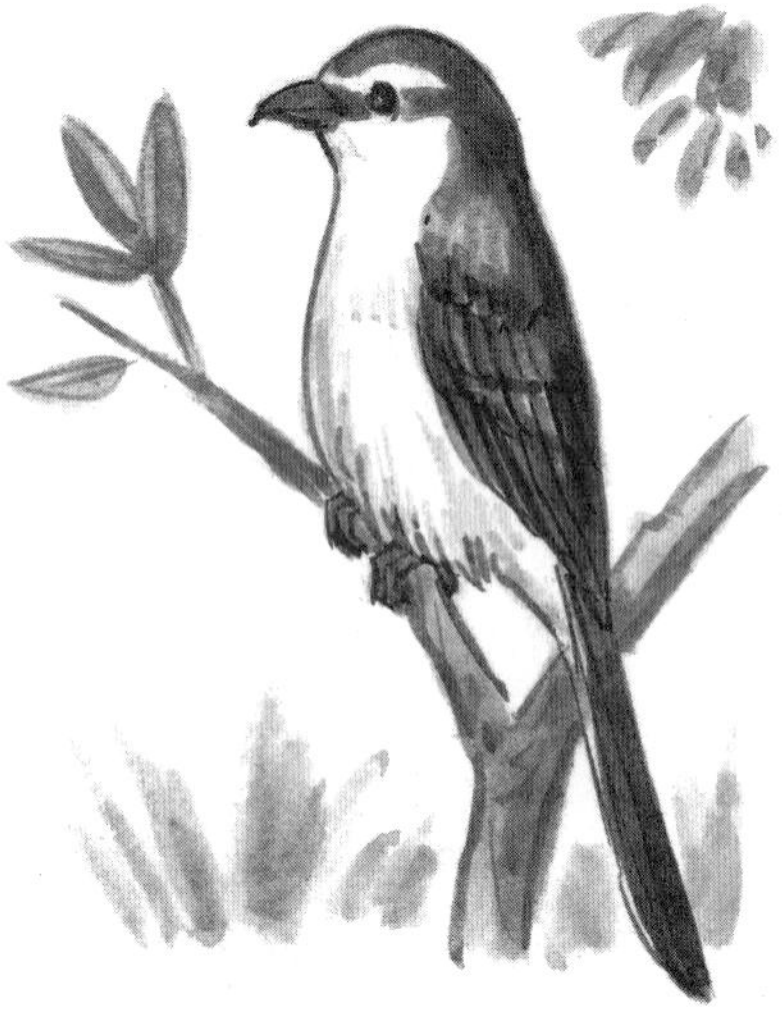

木

月 日

説明文

始 時 分

終 時 分

名前

■ つぎの説明文を読みましょう。

「丹頂《たんちょう》」

タンチョウヅルは日本《にほん》で生《う》まれるツルで、北海道《ほっかいどう》の水《みず》の多《おお》い野原《のはら》などで生活《せいかつ》しています。

頭《あたま》のてっぺんが赤《あか》いことから丹頂とよばれ、国《くに》の天然記念物《てんねんきねんぶつ》になっています。

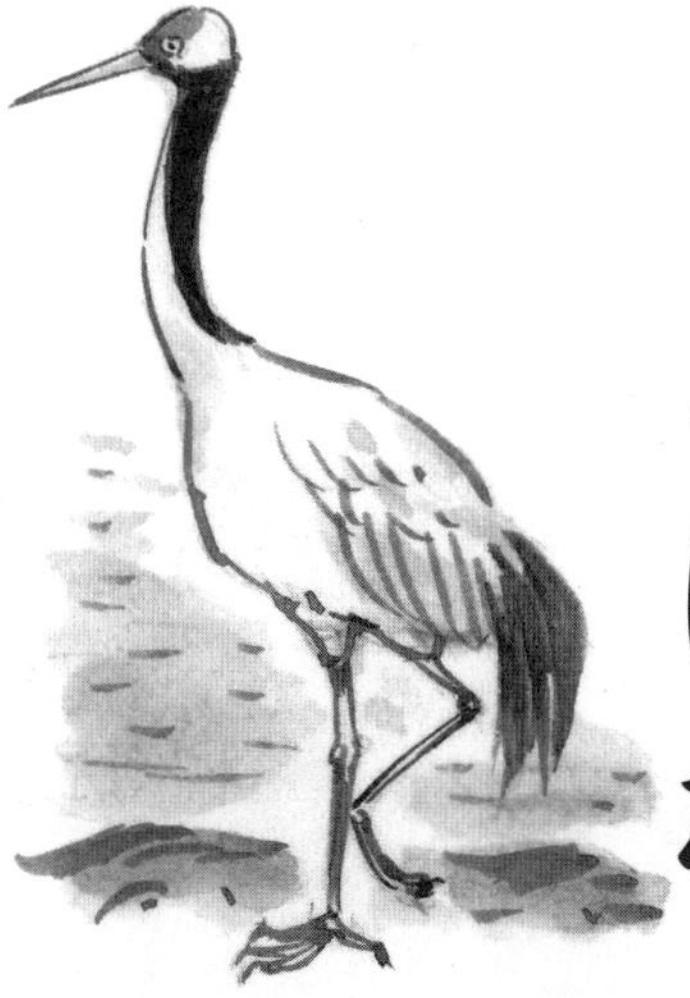

■ □に漢字を書き入れて、文をつくりましょう。

北海道《ほっかいどう》で生活《せいかつ》する
タンチョウヅルは、
□《あたま》のてっぺんが
赤《あか》いので丹頂《たんちょう》と
よばれています。

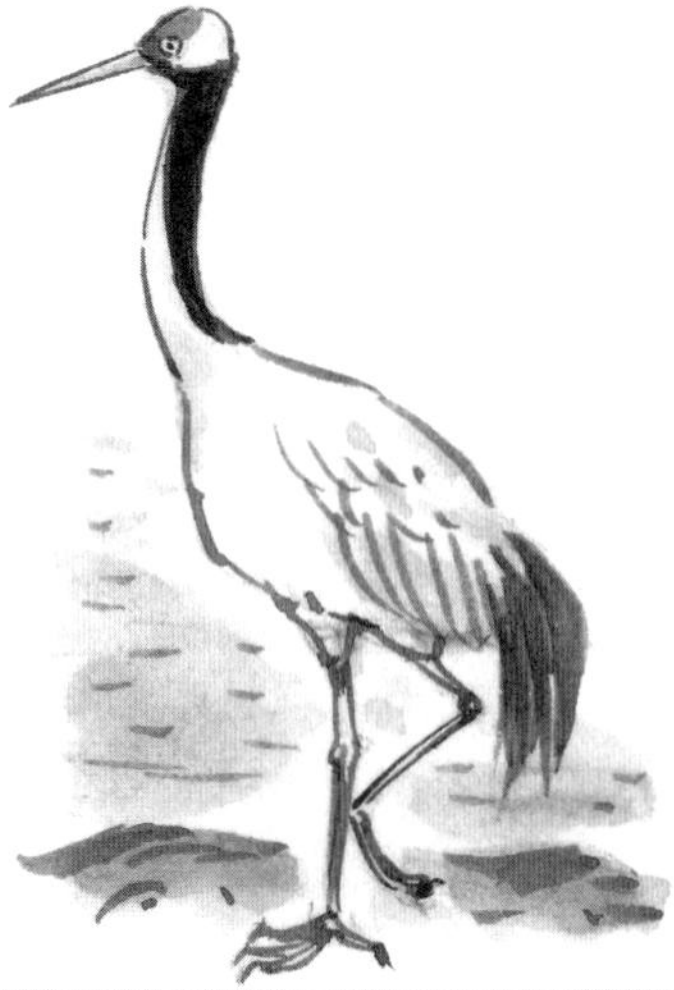

頭

月　日　始　時　分　終　時　分

説明文

名前

■ つぎの説明文を読みましょう。

「クラゲ」

クラゲは自《みずか》らの力《ちから》で移動《いどう》することができません。そのため、風《かぜ》のふく方向《ほうこう》によってあちらこちらとただよっていきます。

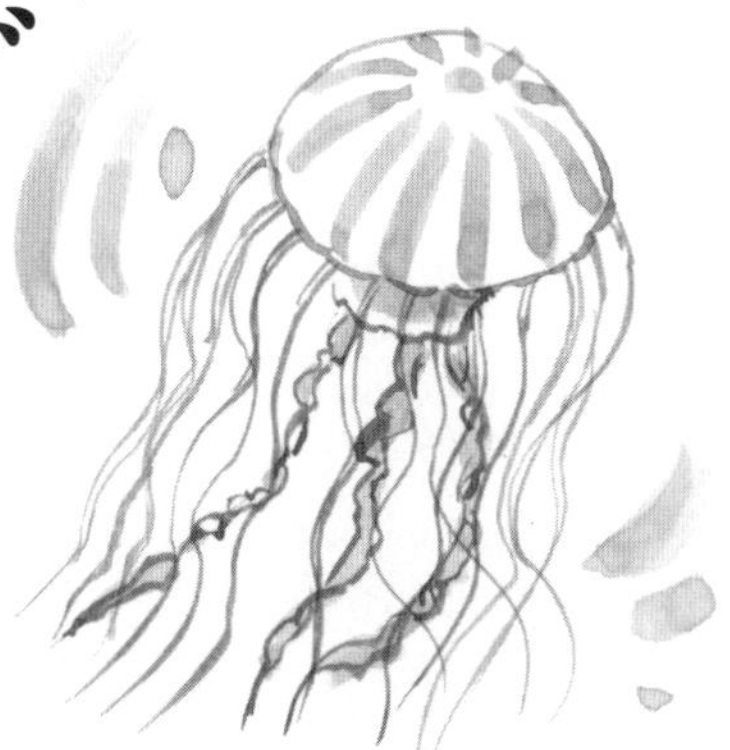

海岸《かいがん》からふきこむ風が多《おお》い夏《なつ》には、クラゲにさされる海水浴客《かいすいよくきゃく》が多くなります。

■ □に漢字を書き入れて、文をつくりましょう。

クラゲは自《みずか》らの力《ちから》で
移動《いどう》できないので、
風《かぜ》のふく□□《ほうこう》に
あちらこちらと
ただよっていきます。

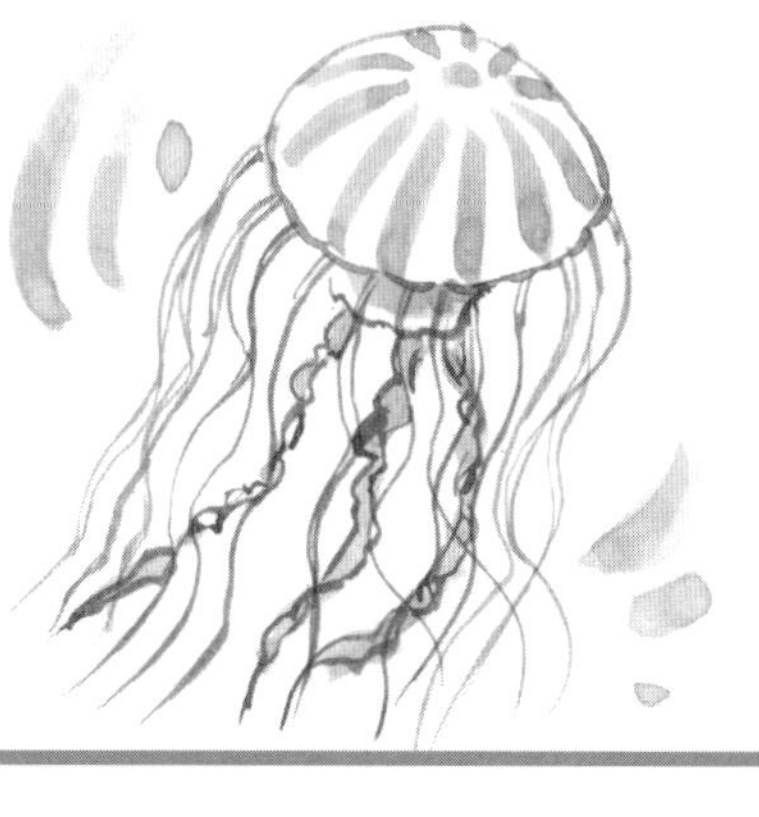

方向

説明文

月　日
始　時　分
終　時　分

名前

■つぎの説明文を読みましょう。

「洗《せん》たく板《いた》」

洗《せん》たく機《き》が普及《ふきゅう》するまで、たらいと洗たく板を使《つか》って洗たくをしていました。洗たく物《もの》を洗たく板でこすってよごれを落《お》とすのです。洗たくは力《ちから》と時間《じかん》が必要《ひつよう》な家事《かじ》でした。

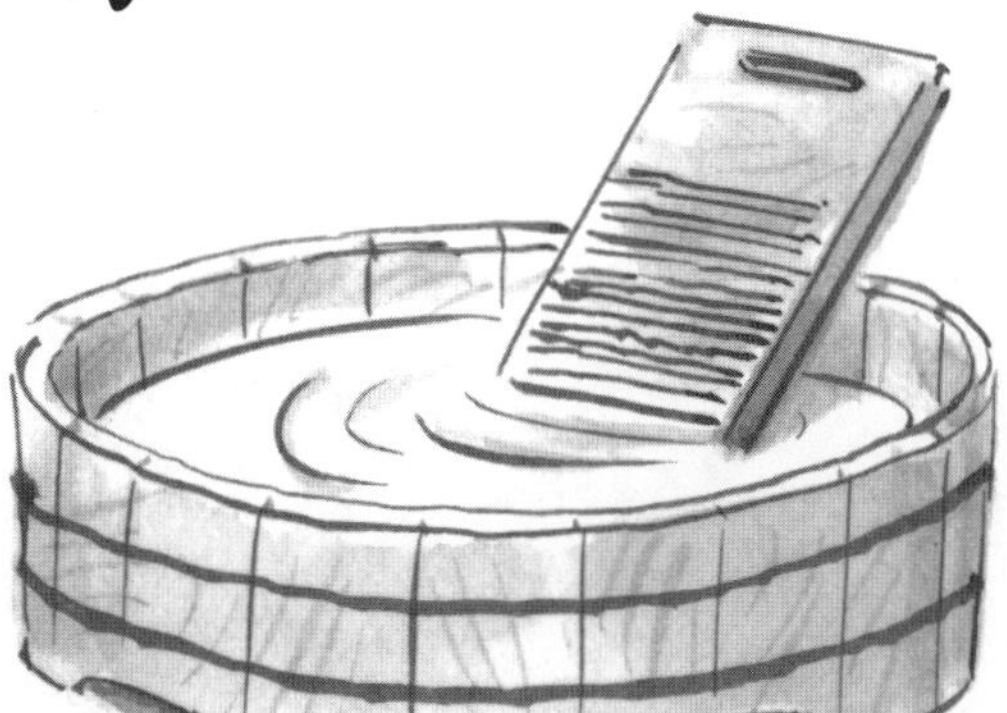

■ □に漢字を書き入れて、文をつくりましょう。

洗《せん》たく機《き》が普《ふ》及《きゅう》するまで
□《せん》たく□《いた》と
たらいを使《つか》って
洗たく物《もの》のよごれを
落《お》としていました。

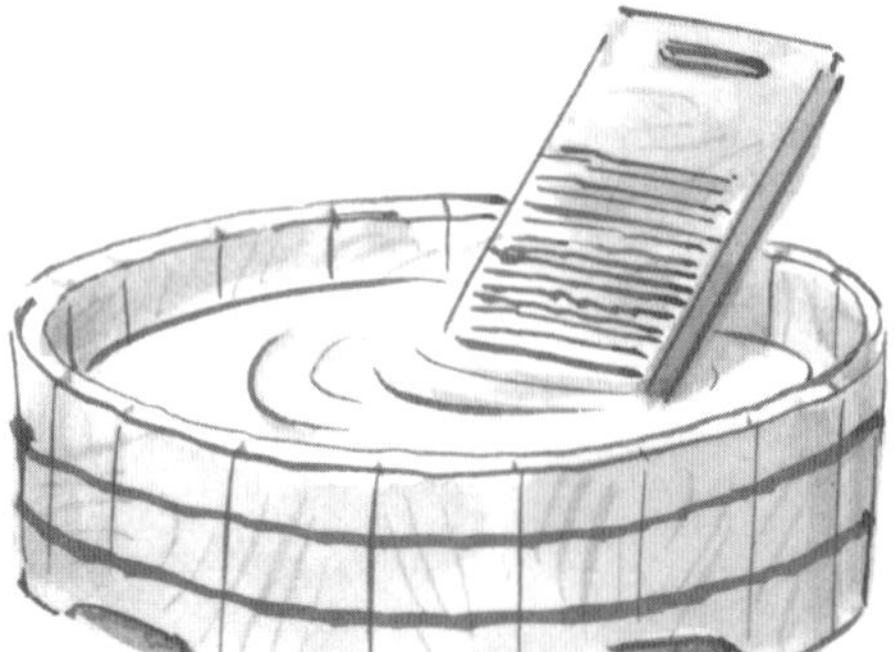

洗・板

説明文

月 日

始 時 分

終 時 分

名前

■つぎの説明文を読みましょう。

「貝塚《かいづか》」

古代人《こだいじん》が食《た》べた貝《かい》のからがつもったものを貝塚といいます。土器《どき》や人骨《じんこつ》も出《で》てくることがあります。

日本《にほん》の考古学《こうこがく》の夜明《よあ》けとなった大森貝塚《おおもりかいづか》は、一八七七年《ねん》、アメリカのモース博士《はかせ》が発見《はっけん》しました。

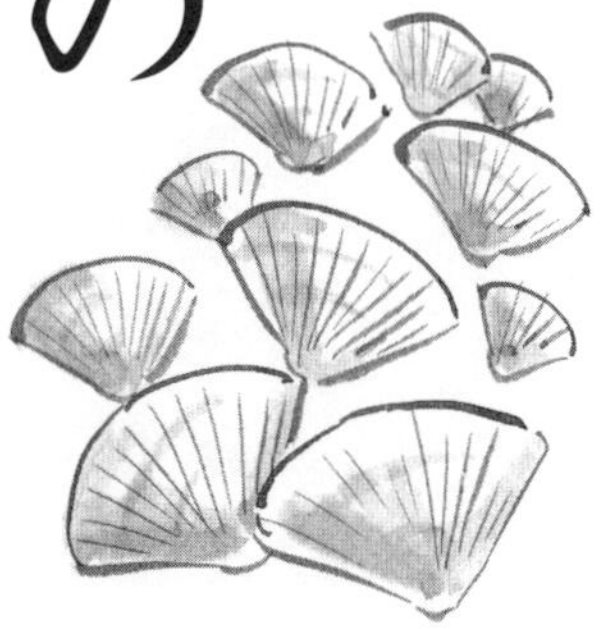

■ □に漢字を書き入れて、文をつくりましょう。

日本《にほん》の考古学《こうこがく》の夜明《よあ》けとなった大森《おおもり》□□《かいづか》は、モース博士《はかせ》が発見《はっけん》しました。

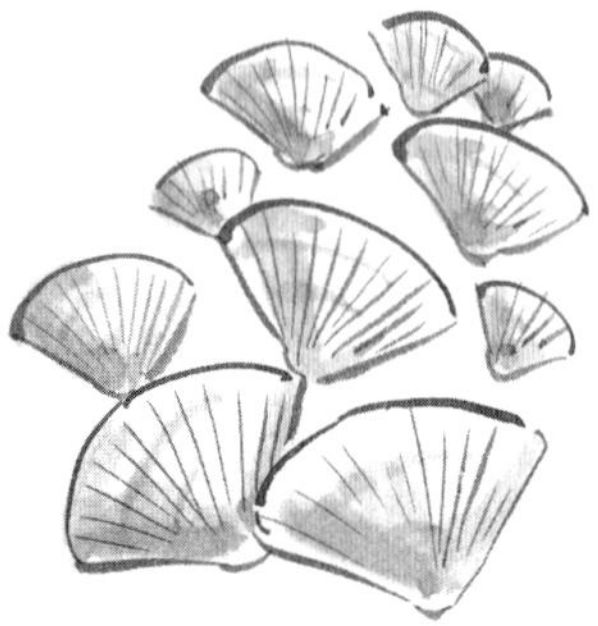

貝塚

月　日

始　時　分

終　時　分

説明文

名前

■ つぎの説明文を読みましょう。

「寺子屋《てらこや》」

江戸時代《えどじだい》の中期《ちゅうき》ごろ、
町《まち》に住《す》むふつうの
子《こ》どもたちが学《まな》べる、
「寺子屋」ができました。
子どもたちは寺子屋で
「読《よ》み書《か》き、そろばん」を
学びました。

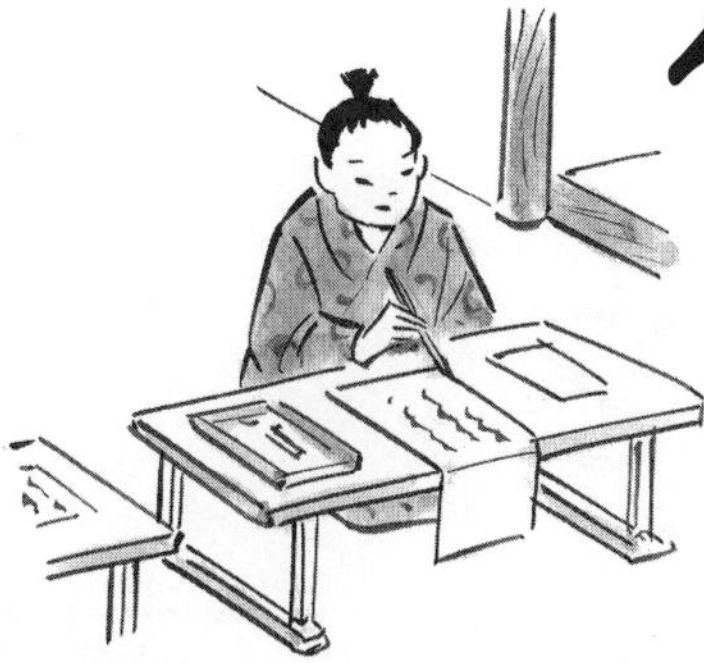

■

□に漢字を書き入れて、文をつくりましょう。

江戸《えど》時代《じだい》、子《こ》どもたちは町《まち》の「□□□《てらこや》」で「読《よ》み書《か》き、そろばん」を学《まな》びました。

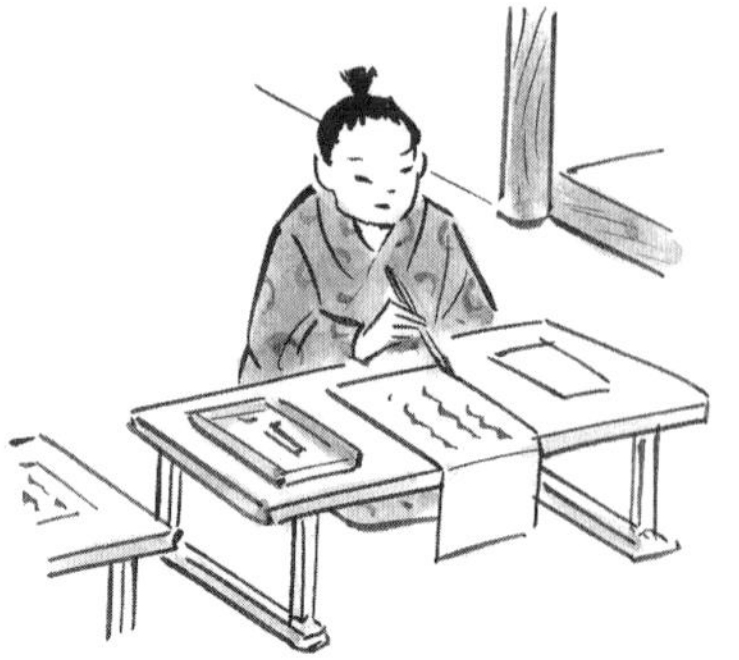

寺子屋

月　日

説明文

始　時　分
終　時　分

名前

■つぎの説明文を読みましょう。

「地球《ちきゅう》があたたかくなる」

石炭《せきたん》や石油《せきゆ》がもえると、
地球をあたためる
二酸化炭素《にさんかたんそ》がふえます。
現在《げんざい》の地球の温度《おんど》は、
昔《むかし》にくらべ上《あ》がっています。
そして、二十一世紀末《にじゅういっせいきまつ》には
今《いま》より五《ご》、六度《ろくど》上がると
いわれています。

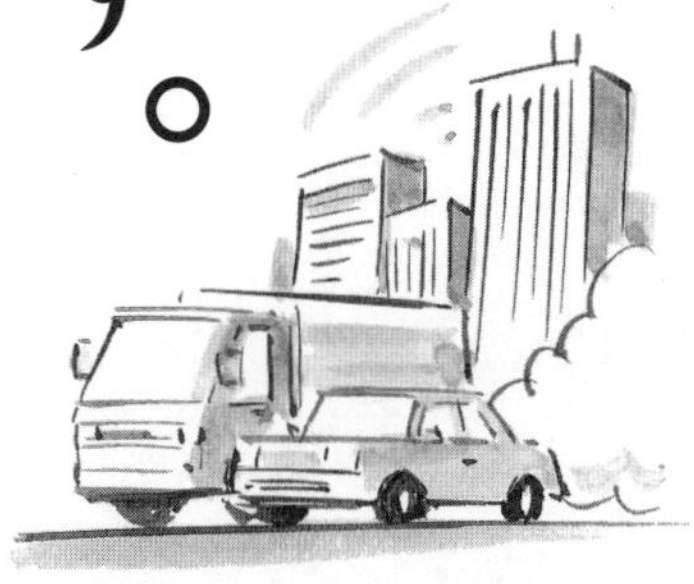

■ □に漢字を書き入れて、文をつくりましょう。

□□《せきゆ》がもえると
二酸化炭素《にさんかたんそ》がふえ、
地球《ちきゅう》があたたまり、
地球の温度《おんど》が
□《あ》がります。

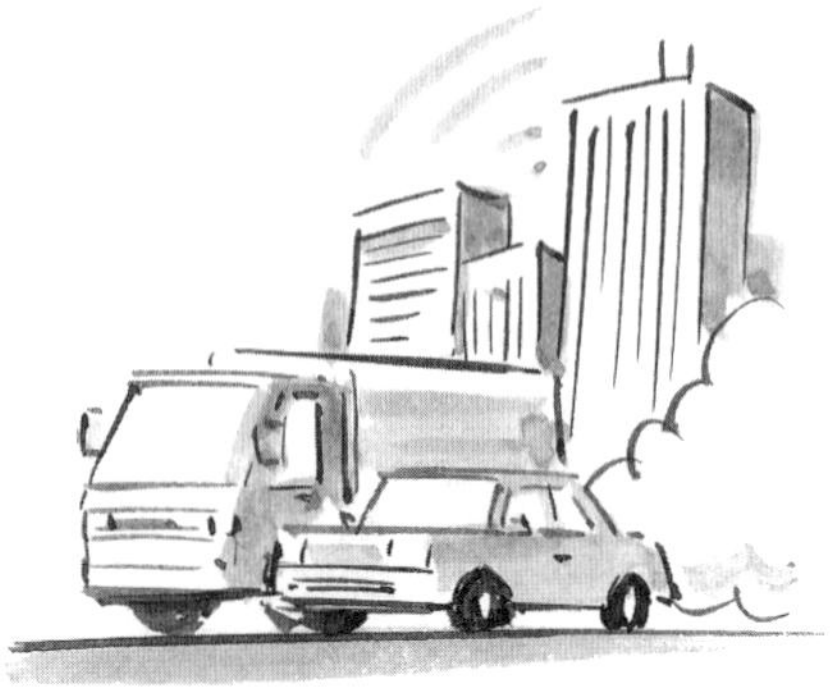

石油・上

月	日	始 時 分	終 時 分

説明文

名前

■ つぎの説明文を読みましょう。

「月《つき》の模様《もよう》」

月の模様は地球上《ちきゅうじょう》どこでも同《おな》じに見《み》えるのですが、何《なに》に見たてるかは国《くに》によって違《ちが》っています。日本《にほん》では「ウサギの餅《もち》つき」といわれていますが、国によっては「ライオン」「カニ」といわれるそうです。

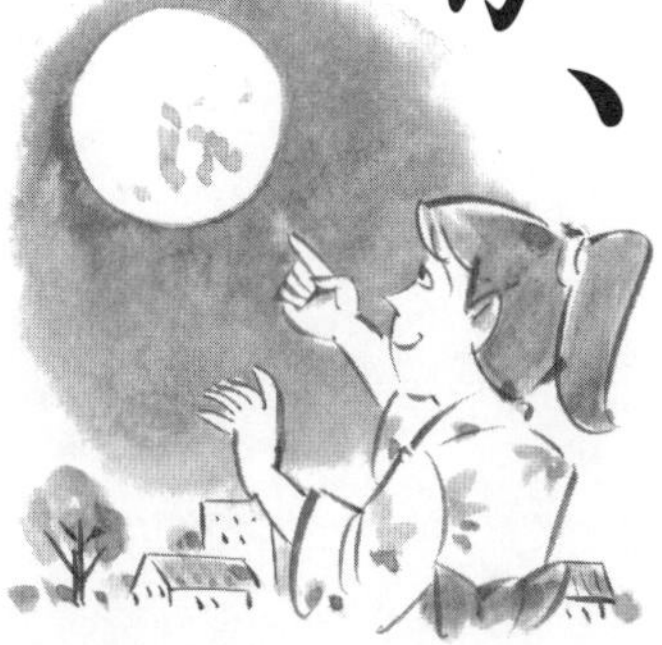

■ □に漢字を書き入れて、文をつくりましょう。

□《つき》の模様《もよう》は、
□□《にほん》では
「ウサギの餅《もち》つき」

といわれています。

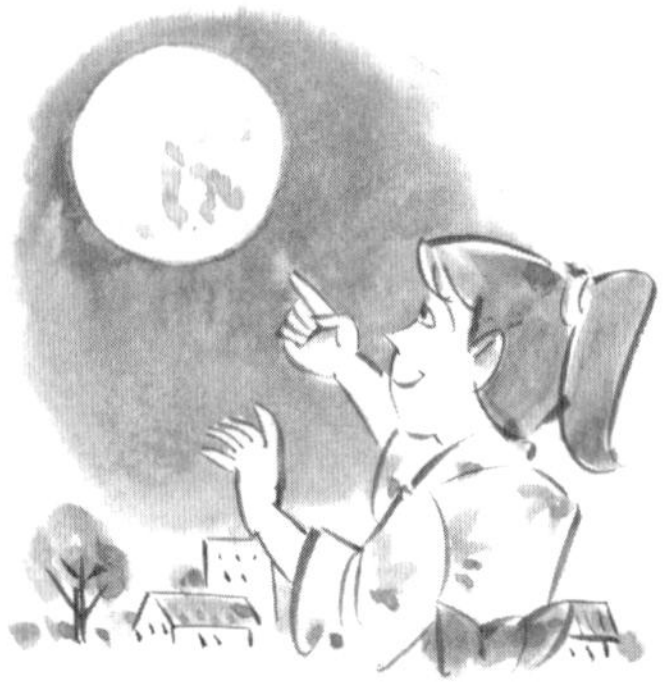

月・日本

説明文

月　日
始　時　分
終　時　分

名前

■つぎの説明文を読みましょう。

「世界遺産《せかいいさん》」

世界の貴重《きちょう》な自然《しぜん》や文化《ぶんか》をまもるために、世界遺産条約《じょうやく》がとりきめられました。

日本《にほん》では法隆寺《ほうりゅうじ》や姫路城《ひめじじょう》などの建造物《けんぞうぶつ》のほか、白神山地《しらかみさんち》や屋久島《やくしま》などの自然が登録《とうろく》されています。

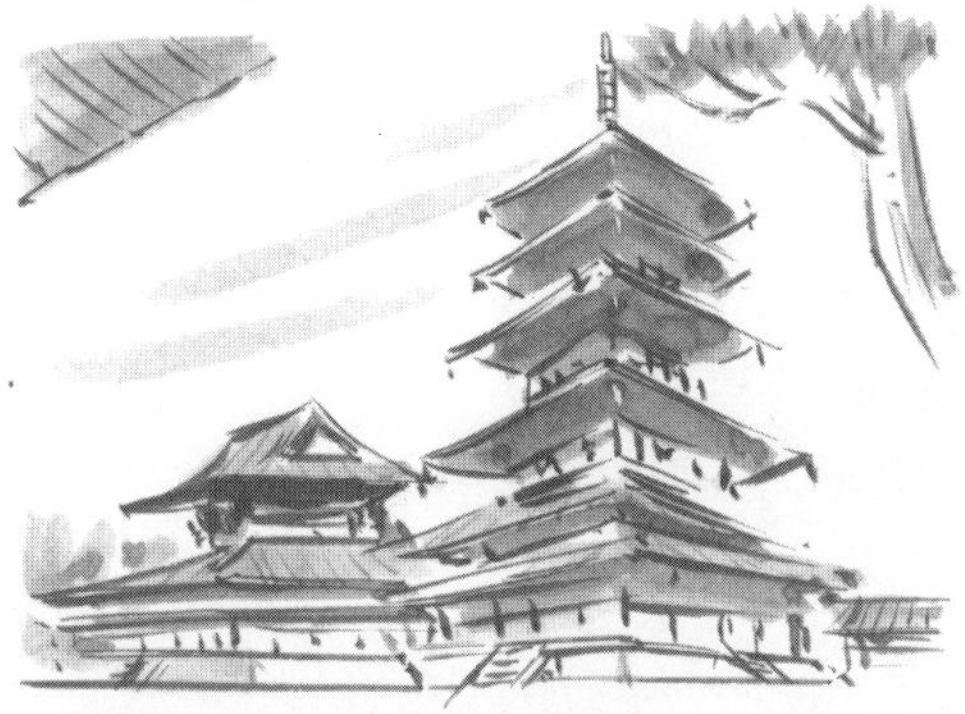

■ □に漢字を書き入れて、文をつくりましょう。

□□《せかい》の貴《き》重《ちょう》な
自《し》然《ぜん》や□□《ぶんか》を
まもるために、
世《せ》界《かい》遺《い》産《さん》条《じょう》約《やく》が
とりきめられました。

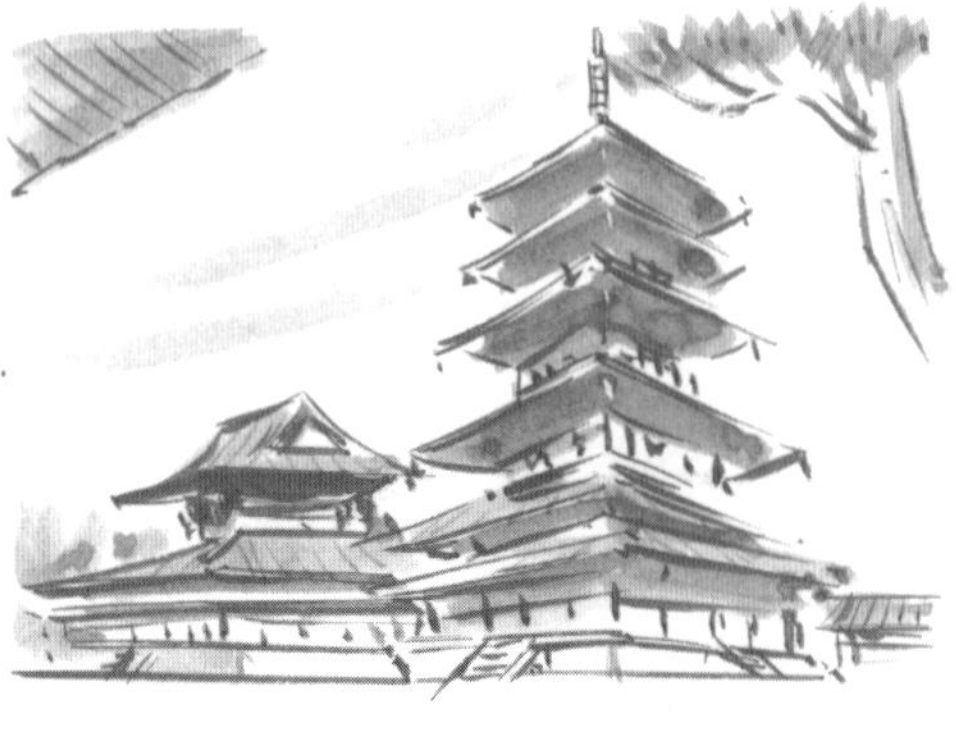

世界・文化

□月□日 始□時□分 終□時□分

説明文

名前

■ つぎの説明文を読みましょう。

「稲作《いなさく》」

日本《にほん》で稲作が
はじめられたのは、
弥生時代《やよいじだい》のことです。
初期《しょき》の耕作方法《こうさくほうほう》は、
もみを直接《ちょくせつ》、田《た》にまき、
収穫《しゅうかく》は穂《ほ》の部分《ぶぶん》だけを
かりとるという
簡単《かんたん》なものでした。

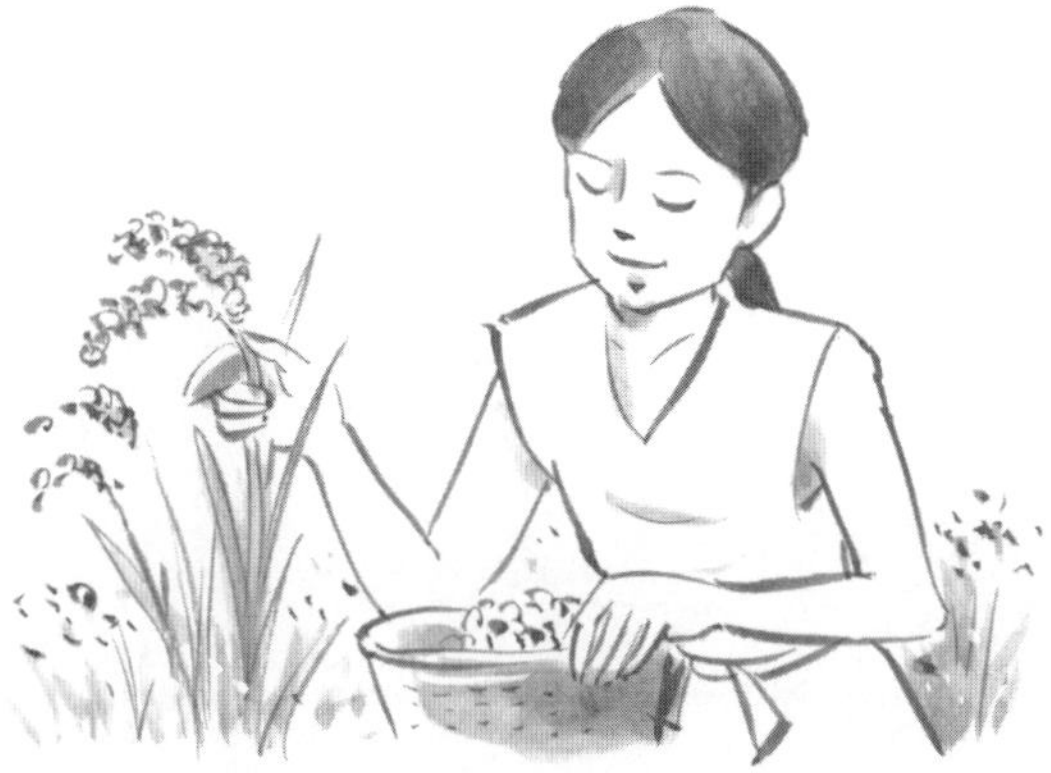

■ □に漢字を書き入れて、文をつくりましょう。

日本《にほん》での□□《いなさく》は弥生時代《やよいじだい》にはじまり、初期《しょき》の耕作方法《こうさくほうほう》は、もみを直接《ちょくせつ》、□《た》にまく簡単《かんたん》なものでした。

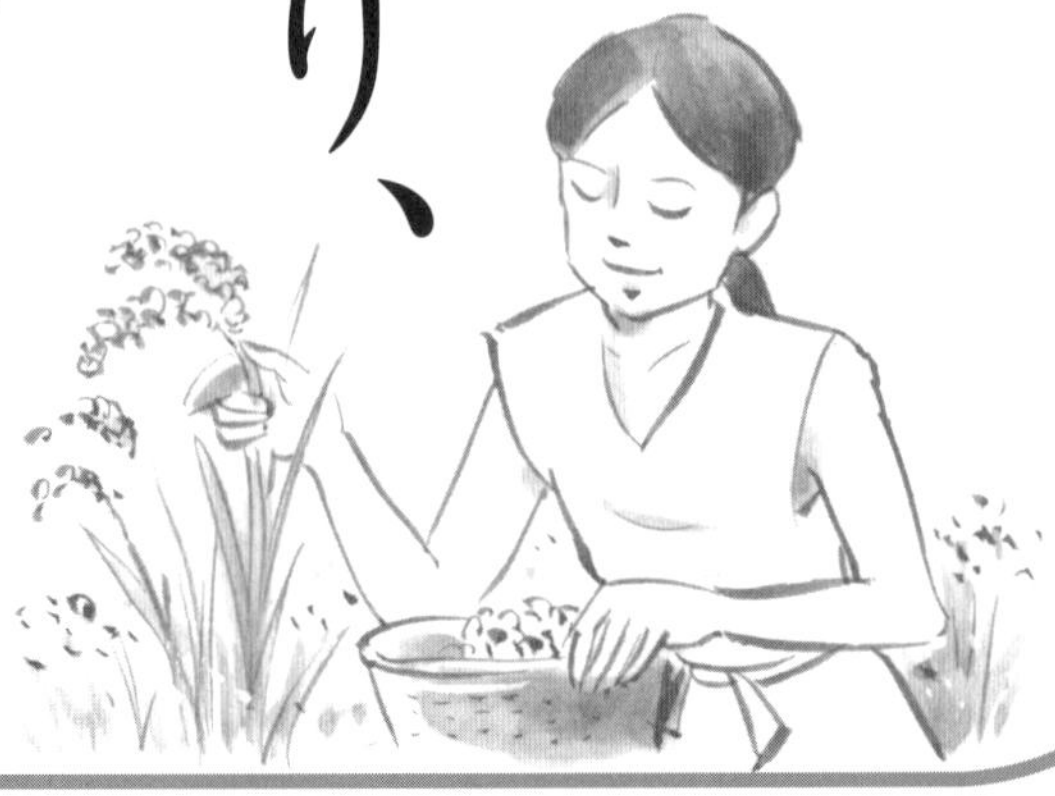

稲作・田

説明文

月　日

始　時　分

終　時　分

名前

■ つぎの説明文を読みましょう。

「三種《さんしゅ》の神器《じんぎ》」

一九五〇年代《ねんだい》後半《こうはん》からの経済《けいざい》の発展《はってん》で、白黒《しろくろ》テレビ・洗濯機《せんたくき》・冷蔵庫《れいぞうこ》が三種の神器として広《ひろ》まり、六〇年代から七〇年代にかけては、自動車《じどうしゃ》・カラーテレビ・クーラーが3C《シー》として広まりました。

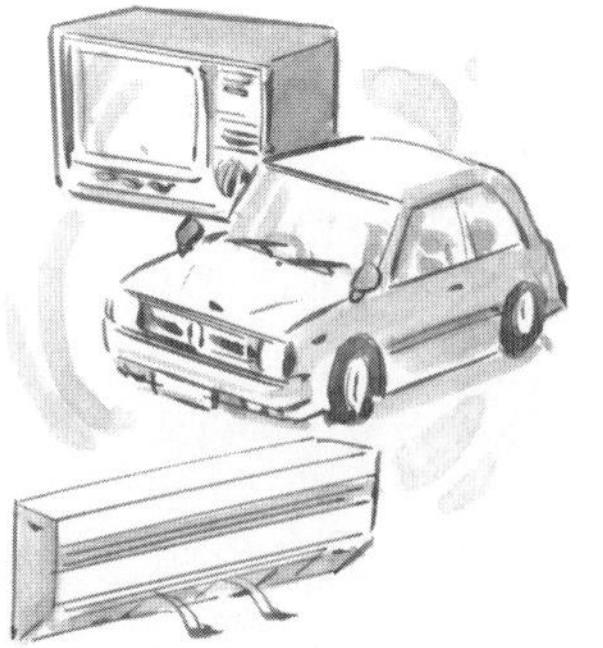

■ □に漢字を書き入れて、文をつくりましょう。

経済《けいざい》の発展《はってん》で
テレビや洗濯機《せんたくき》、
冷蔵庫《れいぞうこ》の三《みっ》つが
三種《さんしゅ》の□□《じんぎ》として
□《ひろ》まりました。

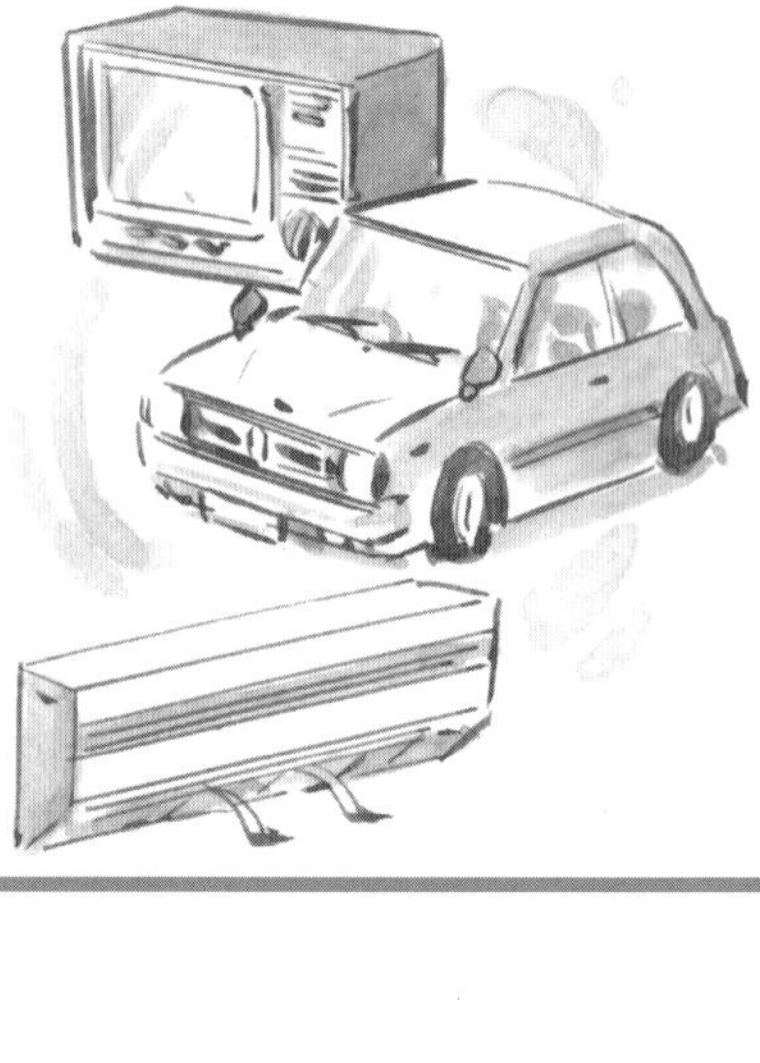

神器・広

月 日 始 時 分 終 時 分

説明文

名前

■ つぎの説明文を読みましょう。

「お雑煮《ぞうに》」

お雑煮は、新年《しんねん》を祝《いわ》うのに欠《か》かせない料理《りょうり》の一《ひと》つです。関東《かんとう》地方《ちほう》のお雑煮は四《し》角《かく》いもちをいれたすまし汁《じる》仕《じ》立《た》て、関西《かんさい》地方のお雑煮は、丸《まる》いもちを入《い》れた味噌《みそ》仕立てというのが一般的《いっぱんてき》です。

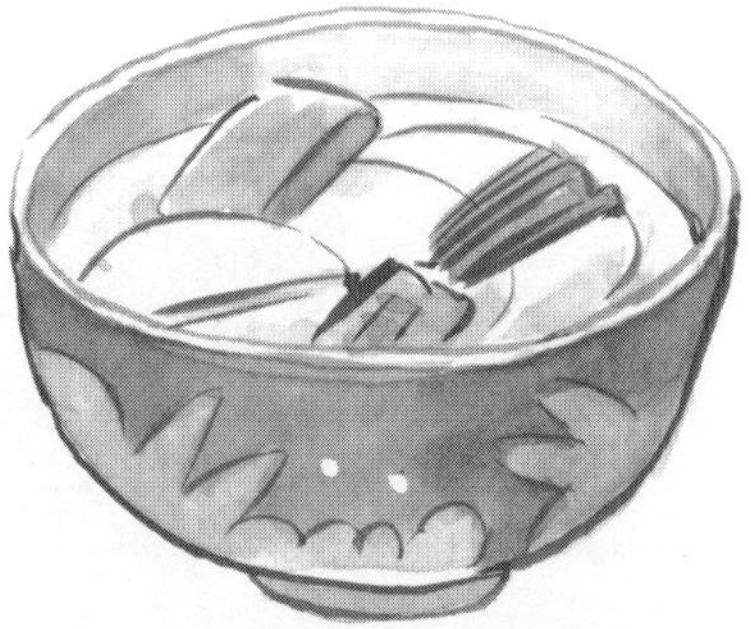

■

□に漢字を書き入れて、文をつくりましょう。

□□《しんねん》を□《いわ》うのに
欠《か》かせないお雑煮《ぞうに》は、
関東《かんとう》では四角《しかく》いもち、
関西《かんさい》では丸《まる》いもちを
入《い》れるのだそうです。

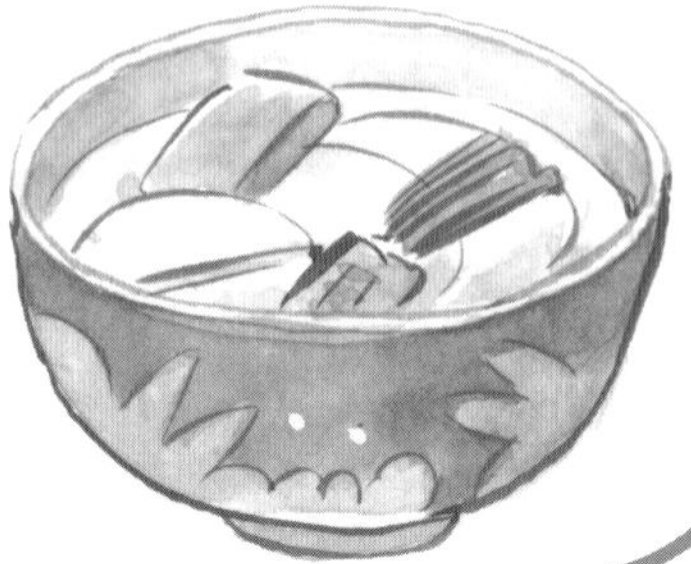

■つぎの説明文を読みましょう。

「朗読《ろうどく》」

文章《ぶんしょう》を朗読してみると、その意味《いみ》や感《かん》じが、黙読《もくどく》よりはっきりする場合《ばあい》があります。それは、目《め》で読《よ》んで味《あじ》わえなかったことも、耳《みみ》から感じとることができるからでしょう。

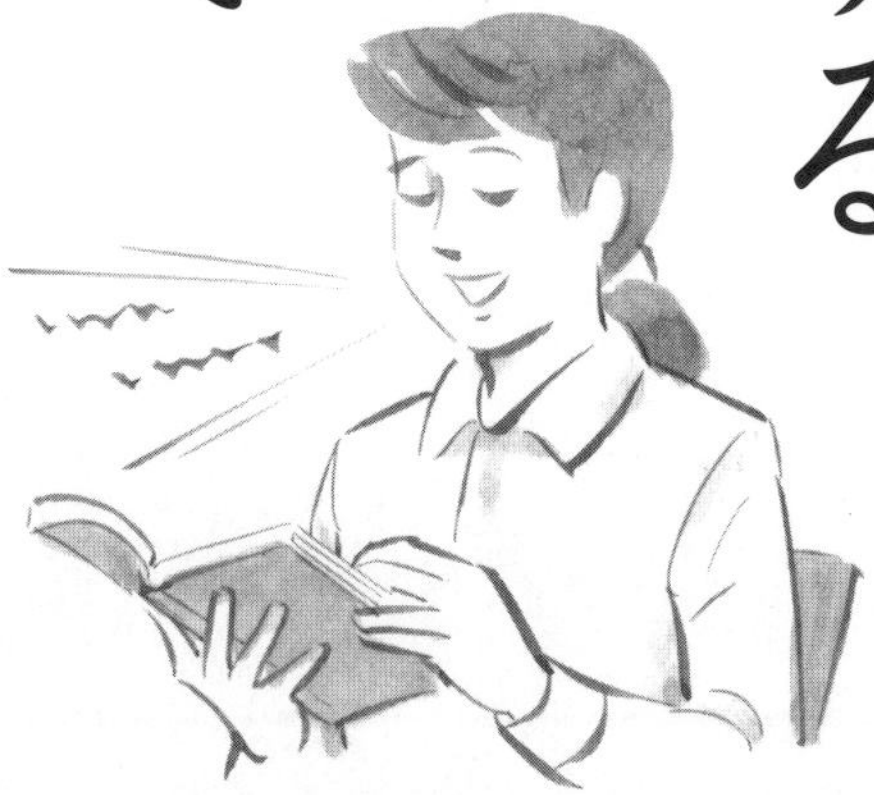

■

□に漢字《かんじ》を書き入れて、文をつくりましょう。

文章《ぶんしょう》を朗読《ろうどく》すると、
□《め》で読《よ》んで
味《あじ》わえなかったことも
□《みみ》から感《かん》じとることが
できます。

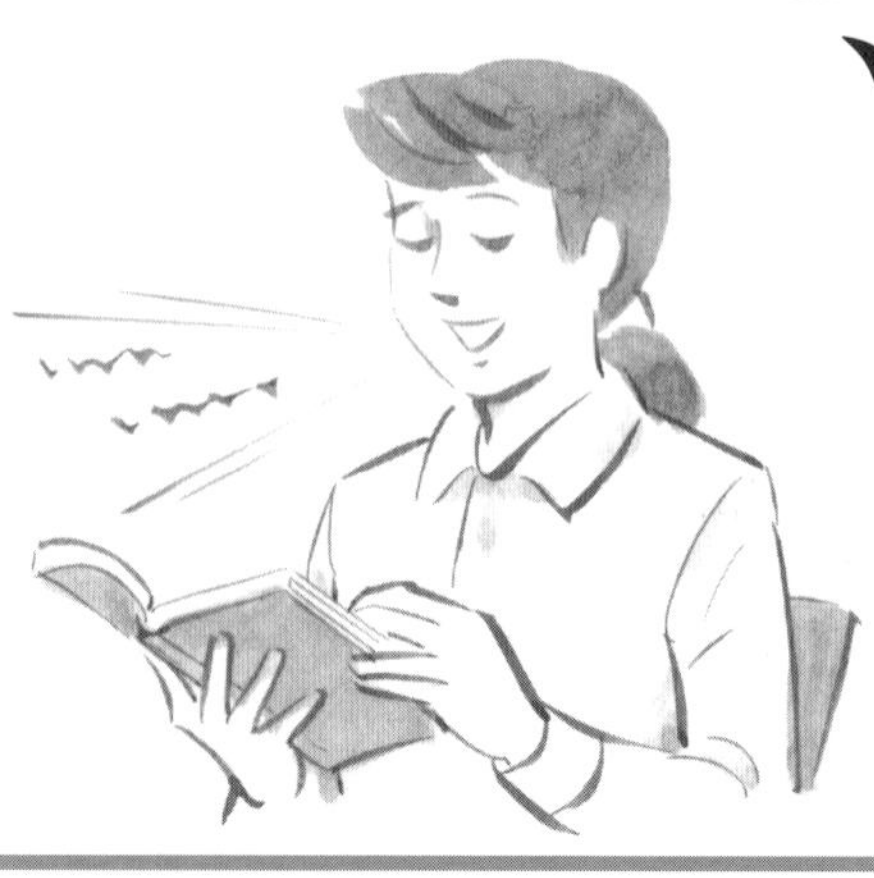

目・耳

説明文

月　日

始　時　分

終　時　分

名前

■つぎの説明文を読みましょう。

「盆踊《ぼんおど》り」

盆踊りは、本来《ほんらい》
亡《な》くなった人《ひと》の
霊《れい》を迎《むか》えてなぐさめる、
宗教行事《しゅうきょうぎょうじ》のひとつでした。
しかし、最近《さいきん》では
その意味《いみ》もうすれ、
単《たん》なるお祭《まつ》りの場《ば》に
なっています。

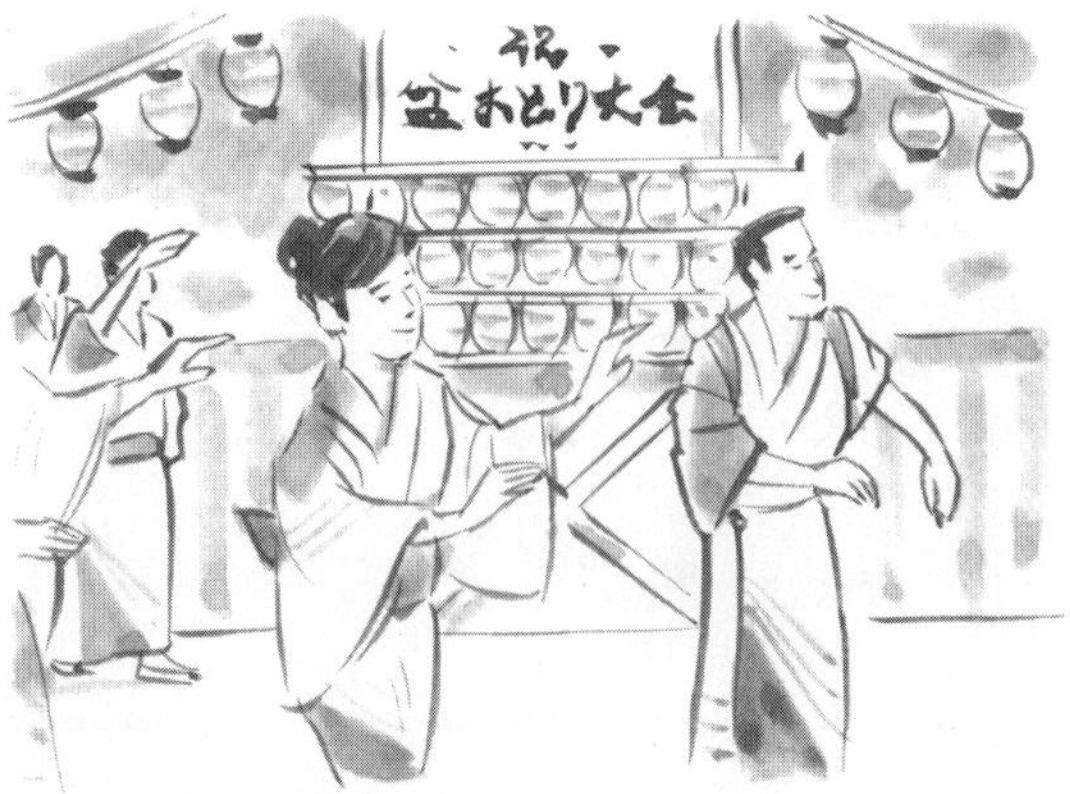

■ □□に漢字を書き入れて、文をつくりましょう。

□《ぼん》踊《おど》りは、本来《ほんらい》亡《な》くなった人《ひと》の霊《れい》を迎《むか》えてなぐさめる□□《しゅうきょう》行事《ぎょうじ》のひとつでした。

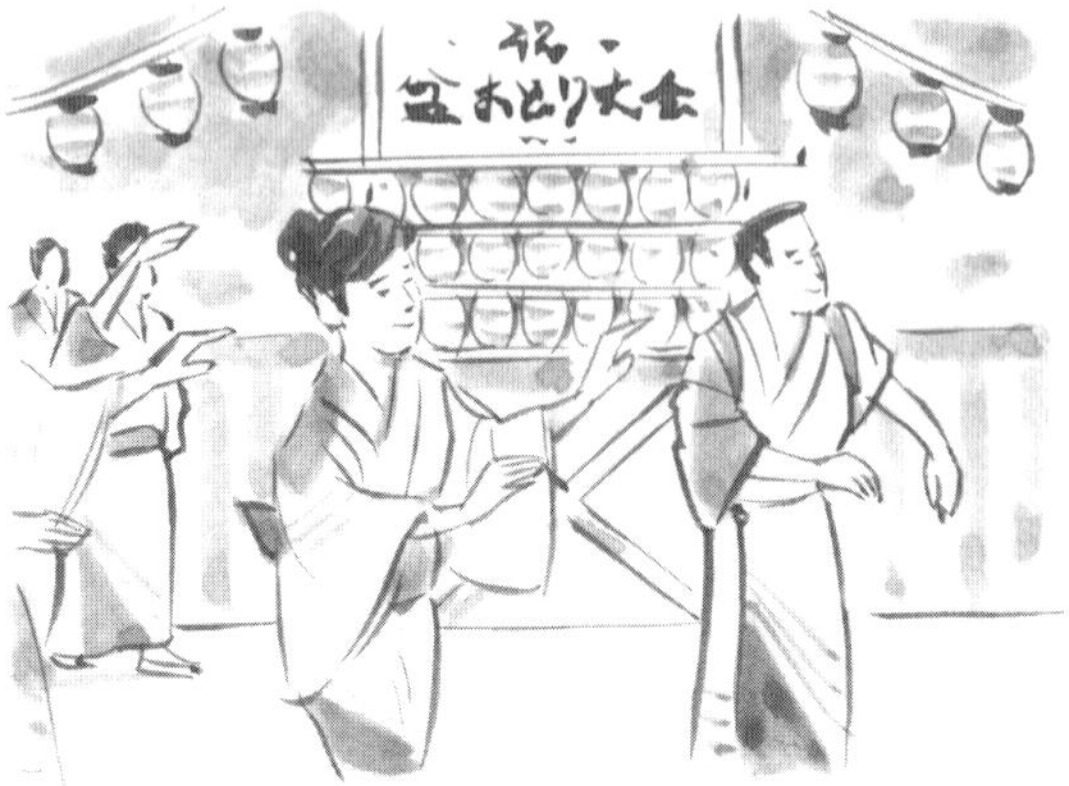

説明文

月　日

始　時　分

終　時　分

名前

■ つぎの説明文を読みましょう。

「結婚記念日《けっこんきねんび》」

結婚記念日を祝《いわ》う習慣《しゅうかん》は欧米《おうべい》から伝《つた》わりました。一年目《いちねんめ》の紙婚式《かみこんしき》から十《じゅう》五《ご》年目の水晶婚式《すいしょうこんしき》までは毎年《まいとし》、記念名称《きねんめいしょう》があります。

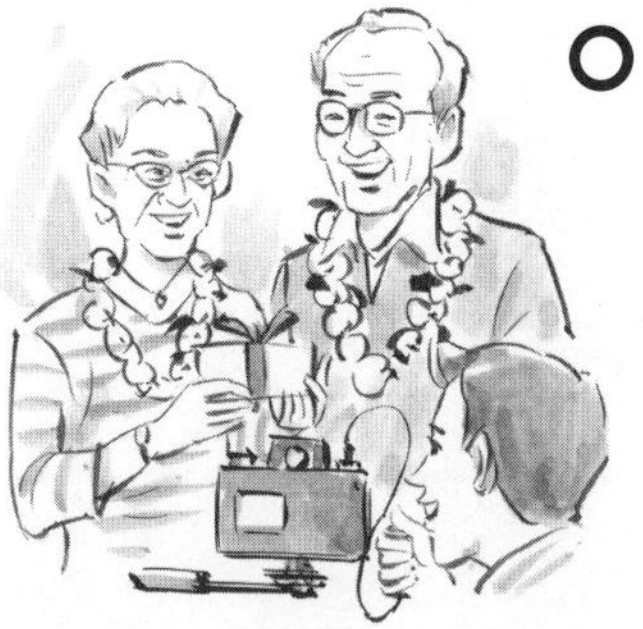

二十《にじゅう》年目からは、五《ご》年毎《ごと》に記念名称があり、五十《ごじゅう》年目は金婚式《きんこんしき》です。

■ □に漢字を書き入れて、文をつくりましょう。

結婚記念日《けっこんきねんび》を□《いわ》う習慣《しゅうかん》は、欧米《おうべい》から伝《つた》わり、□□《ごじゅう》年目《ねんめ》は金婚式《きんこんしき》です。

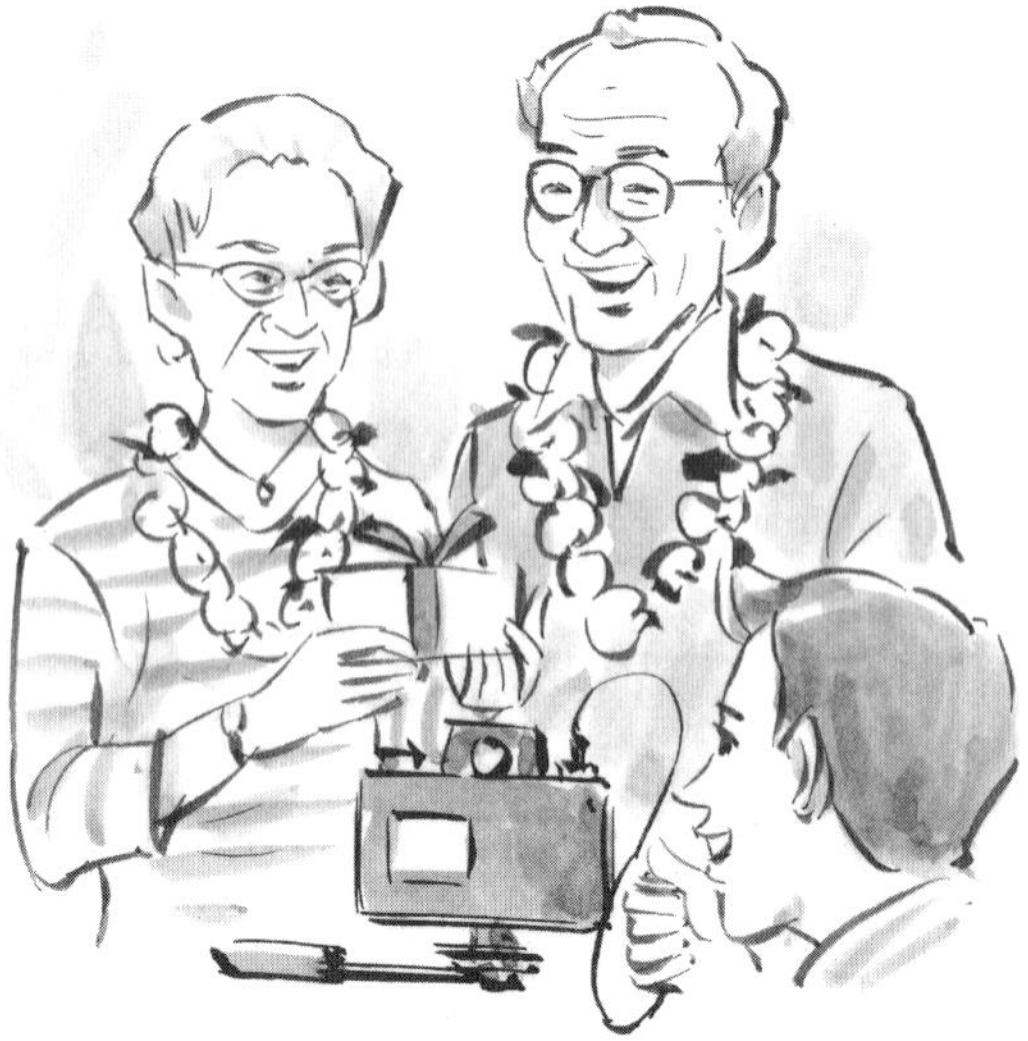

祝・五十

月　日

始　時　分

終　時　分

名前

説明文

■つぎの説明文を読みましょう。

「脳《のう》の健康《けんこう》」

体《からだ》の健康のために運動《うんどう》をする人《ひと》は多《おお》く見《み》かけますが、脳の健康のためには、何《なに》をしたらいいでしょうか。一番効果《いちばんこうか》があるのは文章《ぶんしょう》を声《こえ》に出《だ》して読《よ》むことです。このことは、科学的《かがくてき》に証明《しょうめい》されています。

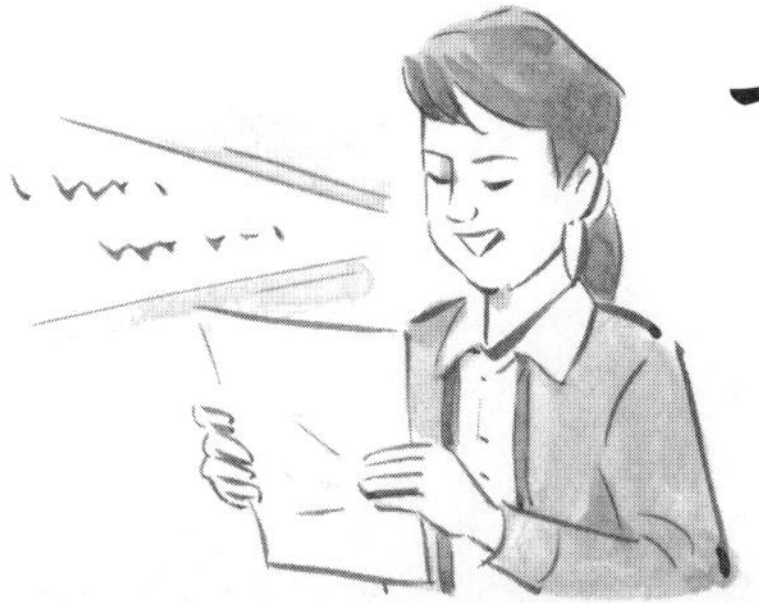

■ □に漢字を書き入れて、文をつくりましょう。

体《からだ》の健康《けんこう》には運動《うんどう》、
□《のう》の健康《けんこう》には、
文章《ぶんしょう》を声《こえ》に出《だ》して
□《よ》むことが、
一番効果《いちばんこうか》があります。

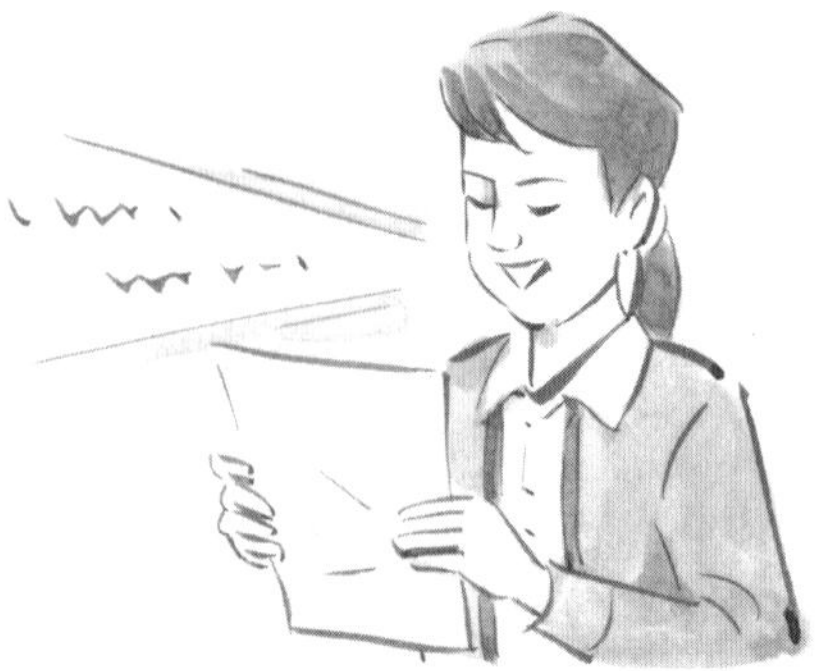

月 日

『一寸法師』

始 時 分

終 時 分

名前

■内容をつかみながら読みましょう。

「一寸法師《いっすんぼうし》」

昔、子どもがほしい夫婦《ふうふ》がいました。

「一寸《いっすん》ほどの子でもいいから、おさずけくださいませ。」

毎日毎日、神様においのりしていると、ある日、夫婦に一寸ほどの子が生まれました。

問い 子どもがほしい夫婦《ふうふ》は、毎日どうしていましたか？

答え 毎日神様に［　　　］していました。

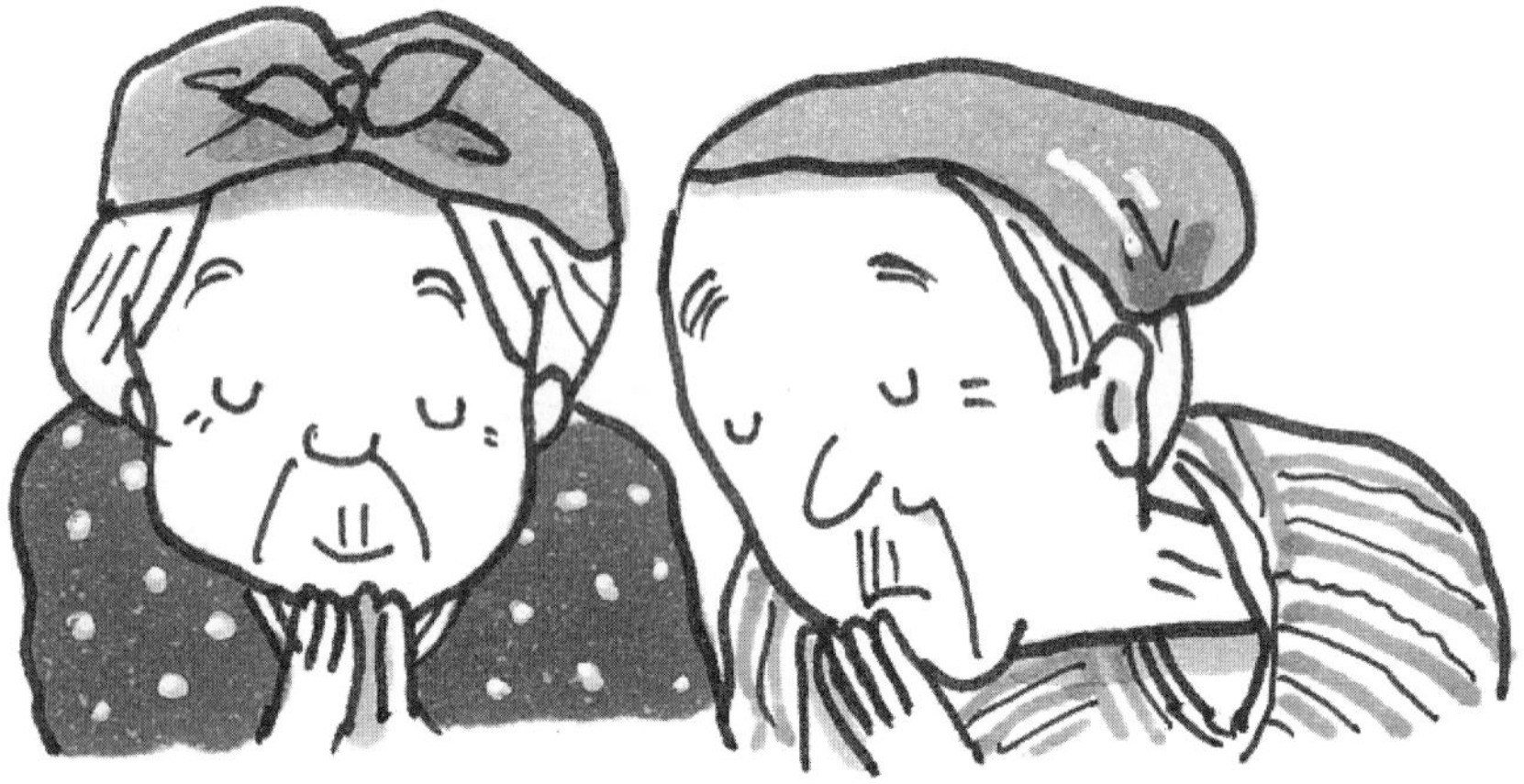

月　日

始　時　分
終　時　分

『一寸法師』

名前

■ 内容をつかみながら、読みましょう。

夫婦《ふうふ》は大よろこびして、その子に一寸法師《いっすんぼうし》と名前をつけました。

一寸法師は、背《せ》は一寸《いっすん》ほどでしたが、元気に育ちました。

あるとき、一寸法師は、京《きょう》へ行って勉強がしたくなりました。

問い　夫婦《ふうふ》は子どもに、何と名前をつけましたか？

答え　＿＿＿法師と名前をつけました。

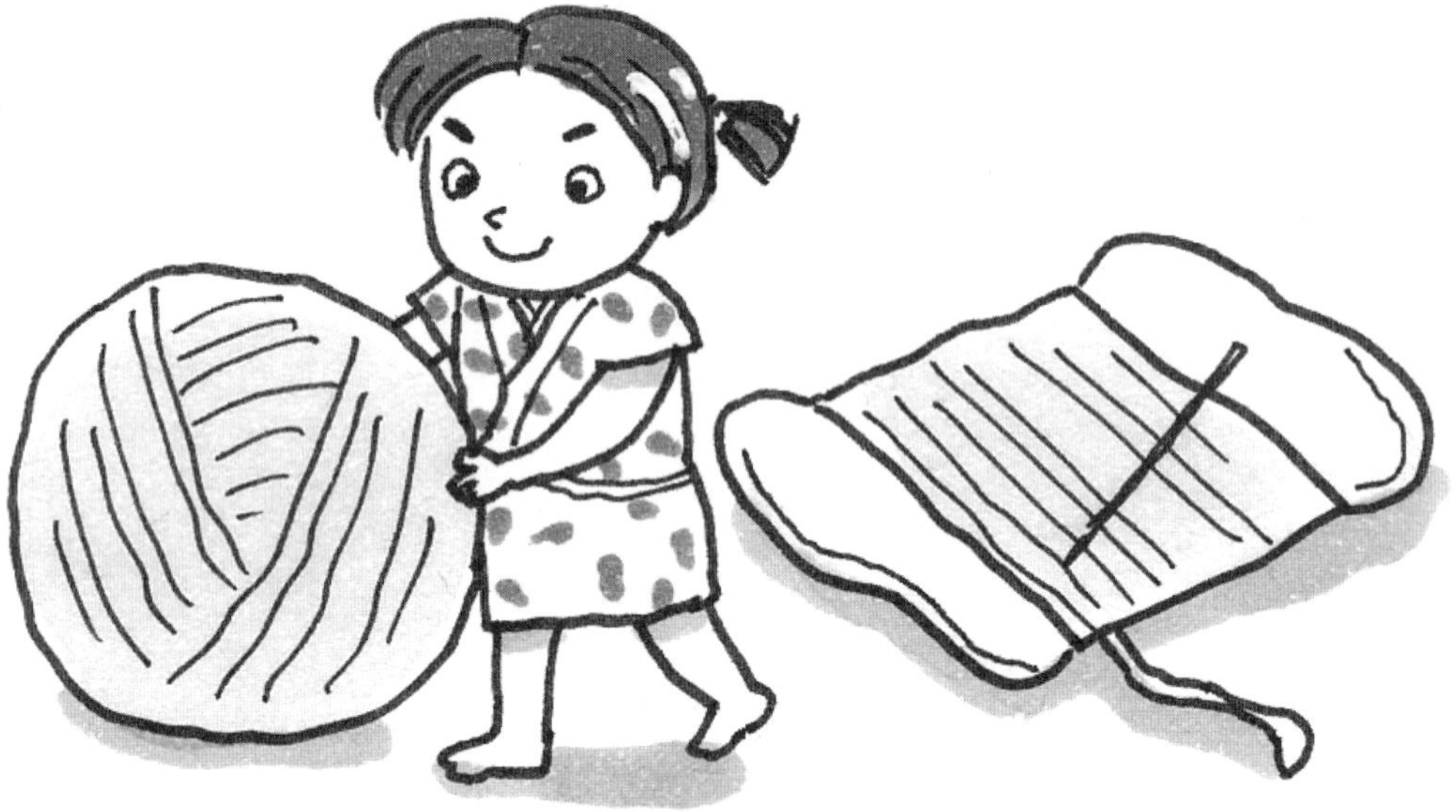

月 日 始 時 分 終 時 分

『一寸法師』

名前

■内容をつかみながら読みましょう。

一寸法師《いっすんぼうし》は、
「学問《がくもん》がしたいのです。
どうか京《きょう》へ行かせて
ください。」
と、父母《ちちはは》にお願《ねが》いしました。
一寸法師は、
ぬい針《ばり》の刀《かたな》をこしにさし、
おわんの舟《ふね》を箸《はし》のかいで
こぎ、京へ向かいました。

問い

一寸法師《いっすんぼうし》はどのようにして京《きょう》へ向かいましたか？

答え

［　　］の舟《ふね》に乗って京へ向かいました。

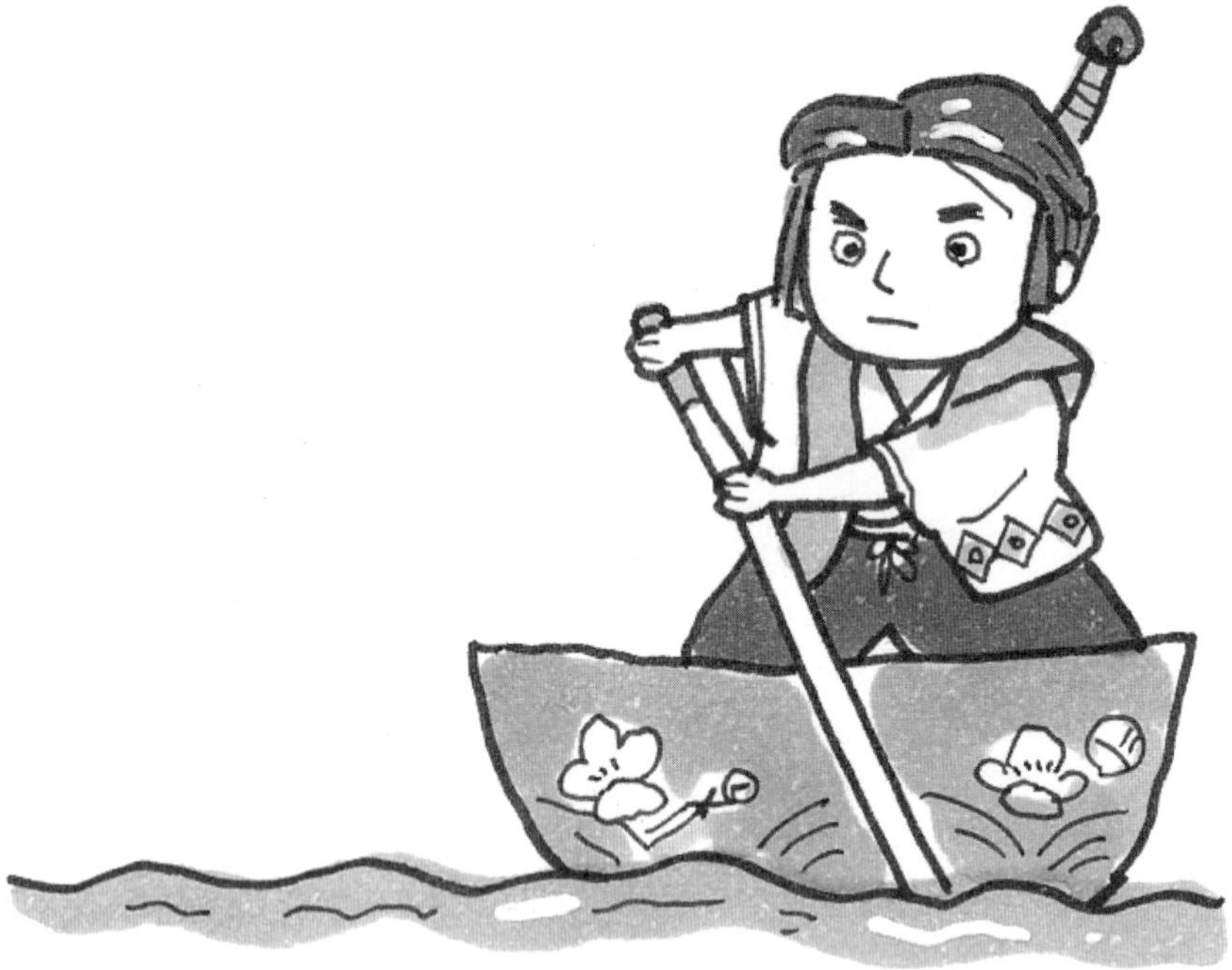

月　日

『一寸法師』

始　時　分
終　時　分

名前

■内容をつかみながら、読みましょう。

にぎやかな京《きょう》の都《みやこ》へ
着いた一寸法師《いっすんぼうし》は、
大臣《だいじん》の屋敷《やしき》へ
入《はい》っていきました。
「ごめんください。
どうか、わたしを家来《けらい》に
してください。」
大臣はおどろきましたが、
一寸法師を家来にしました。

問い

一寸法師《いっすんぼうし》は大臣《だいじん》に何とお願《ねが》いしましたか？

答え

「わたしを［　］にしてください。」とお願いしました。

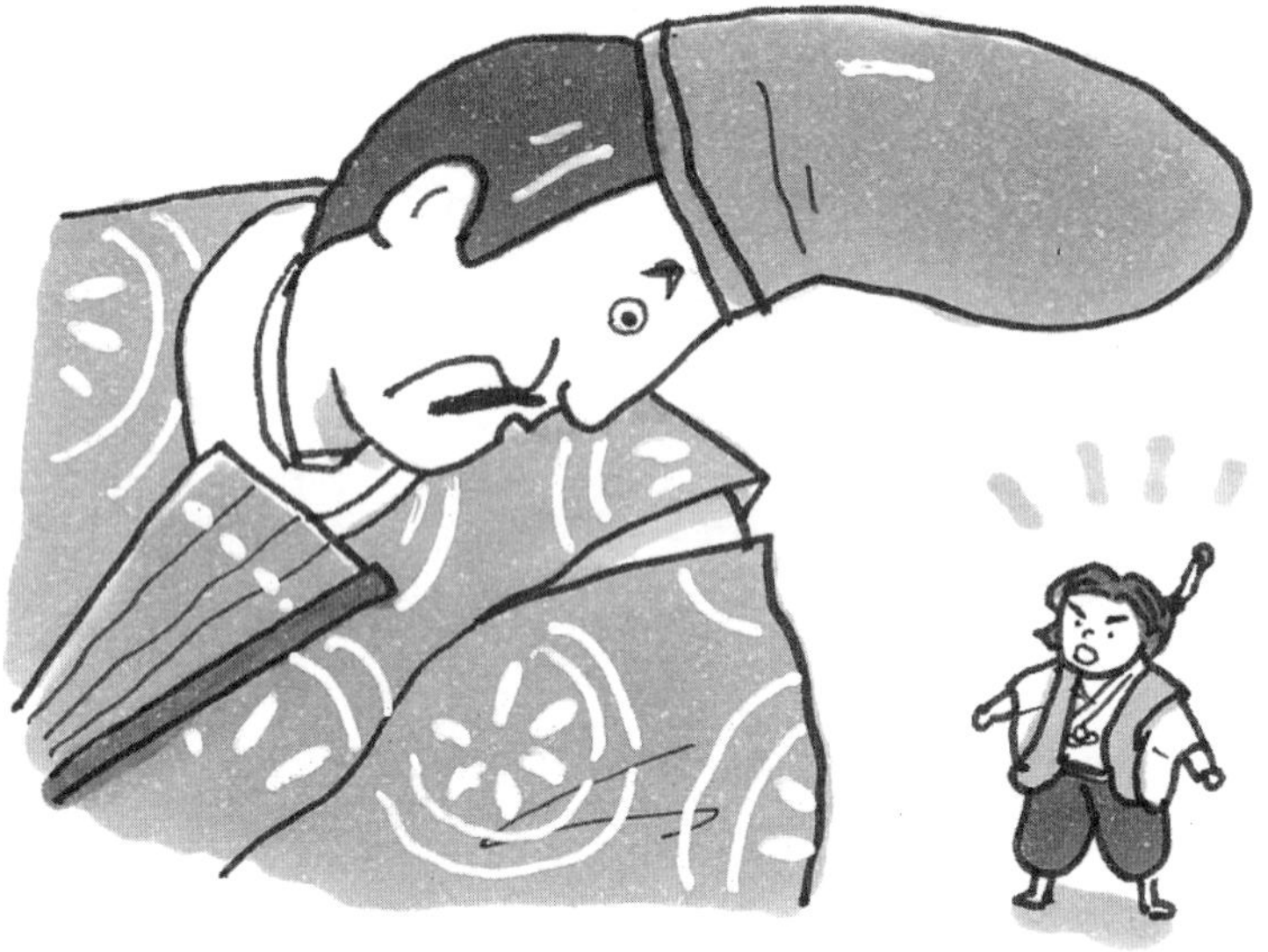

月　日
始　時　分
終　時　分

『一寸法師』

名前

■ 内容をつかみながら読みましょう。

一寸法師《いっすんぼうし》は、
お姫《ひめ》さまの世話係となって
働《はたら》きました。
　お姫さまは、
よく働く一寸法師を
たいそう気に入《い》り、
一寸法師がお姫さまと
いっしょに勉強することを
ゆるしてくれました。

問い

一寸法師《いっすんぼうし》はどんな係となって働《はたら》きましたか？

答え

お姫《ひめ》さまの［　　］係となって働きました。

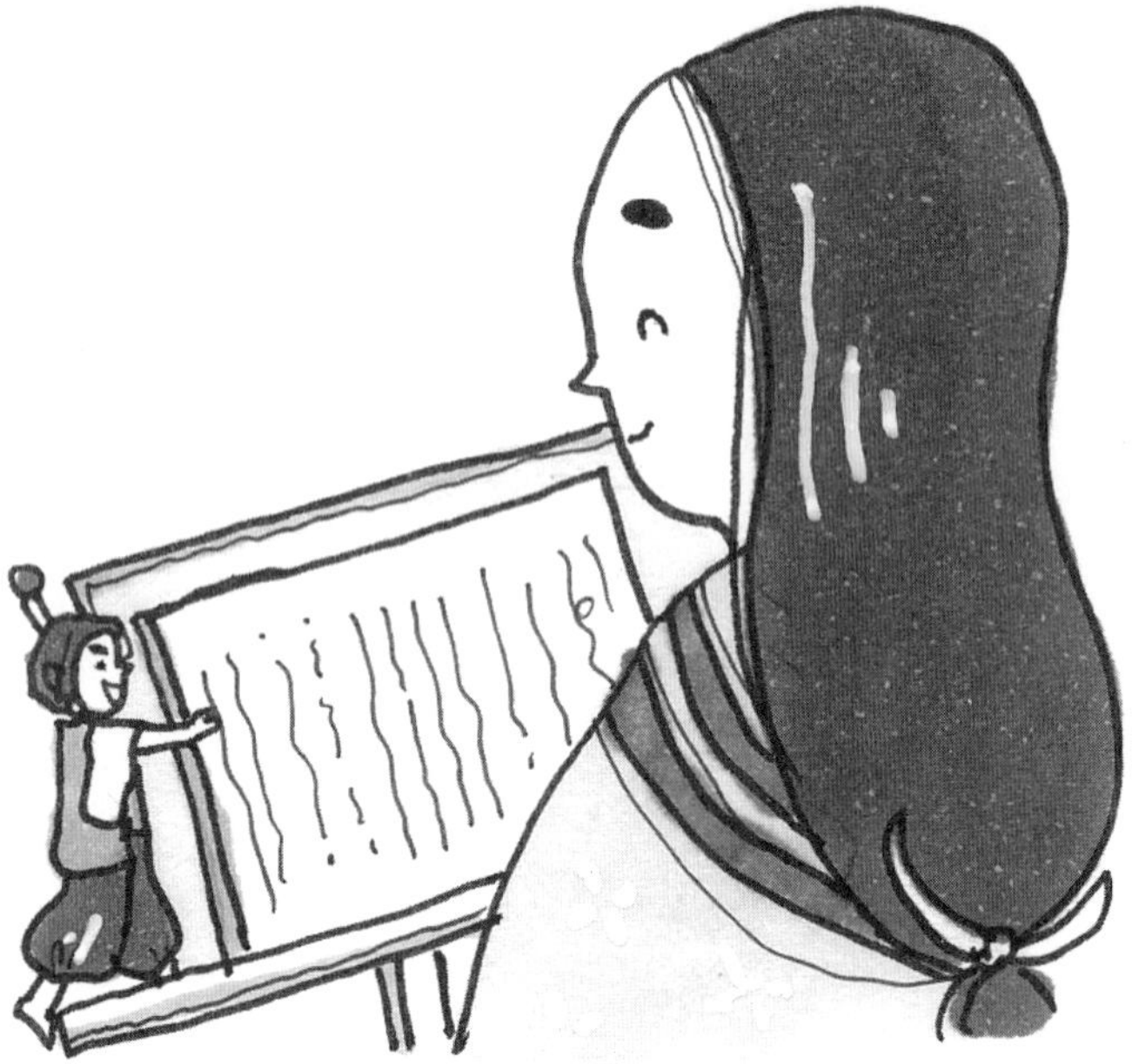

『一寸法師』

月　日

始　時　分
終　時　分

名前

■内容をつかみながら、読みましょう。

今日《きょう》は、お姫《ひめ》さまが観音様《かんのんさま》へおまいりに行く日です。お姫さまは一寸法師《いっすんぼうし》をおともに、出かけていきました。

おまいりがすんだ帰り道、とつぜん大鬼《おおおに》が道をふさぎ、お姫さまにおそいかかりました。

問い

おまいりの帰り道、だれがお姫《ひめ》さまにおそいかかりましたか？

答え

□がおそいかかりました。

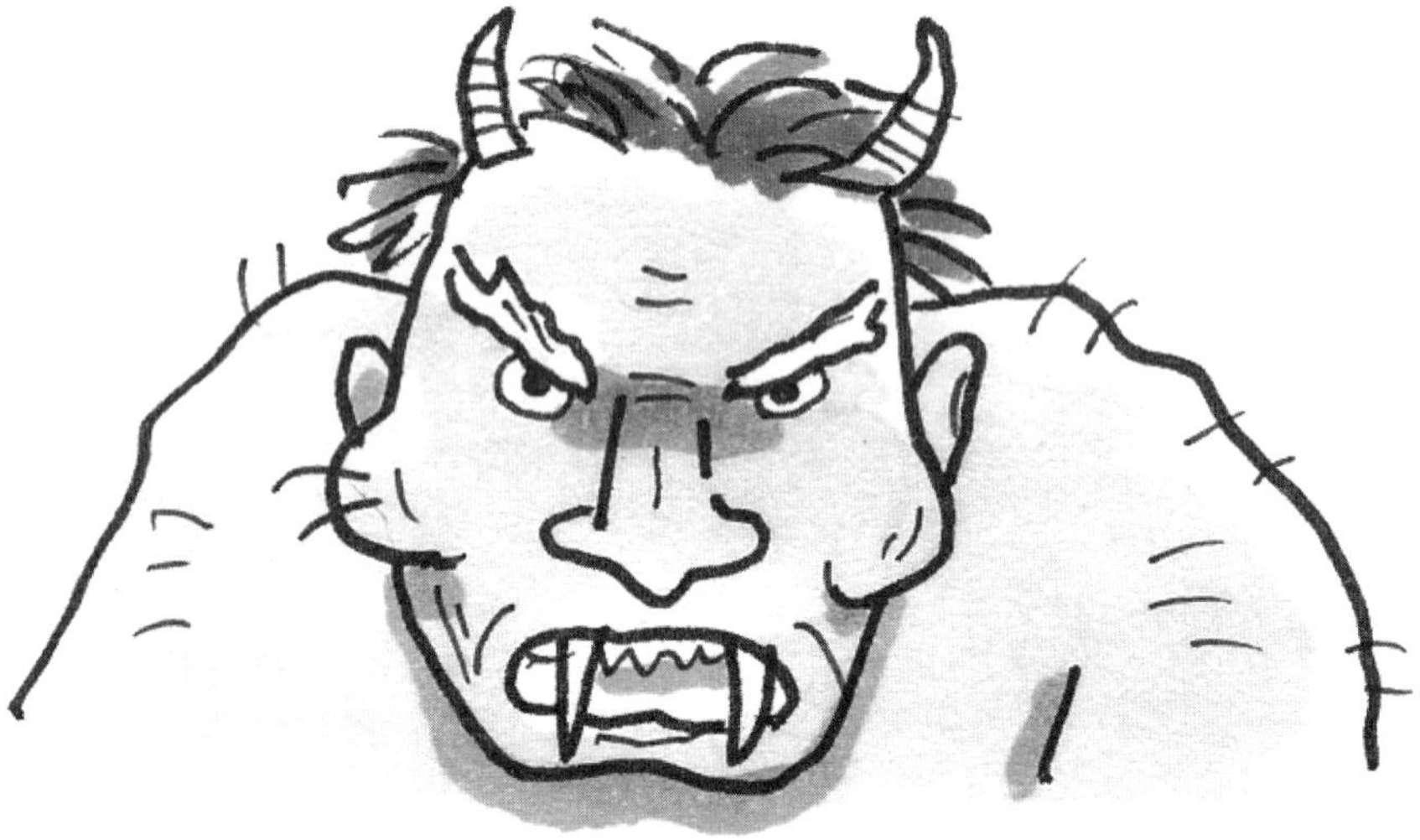

『一寸法師』

□月□日

名前

始 □時□分
終 □時□分

■内容をつかみながら読みましょう。

「あぶない。」
一寸法師《いっすんぼうし》は針《はり》の刀《かたな》をぬき、
大鬼《おおおに》に立ち向かいました。
「いたたたっ。
小《こ》ぞうめ、こうしてやる。」
鬼は、一寸法師を
指でつまむと、
ぱくっと飲みこんで
しまいました。

問い

鬼《おに》は、一寸法師《いっすんぼうし》をどうしてしまいましたか？

答え

ぱくっと＿＿＿＿しまいました。

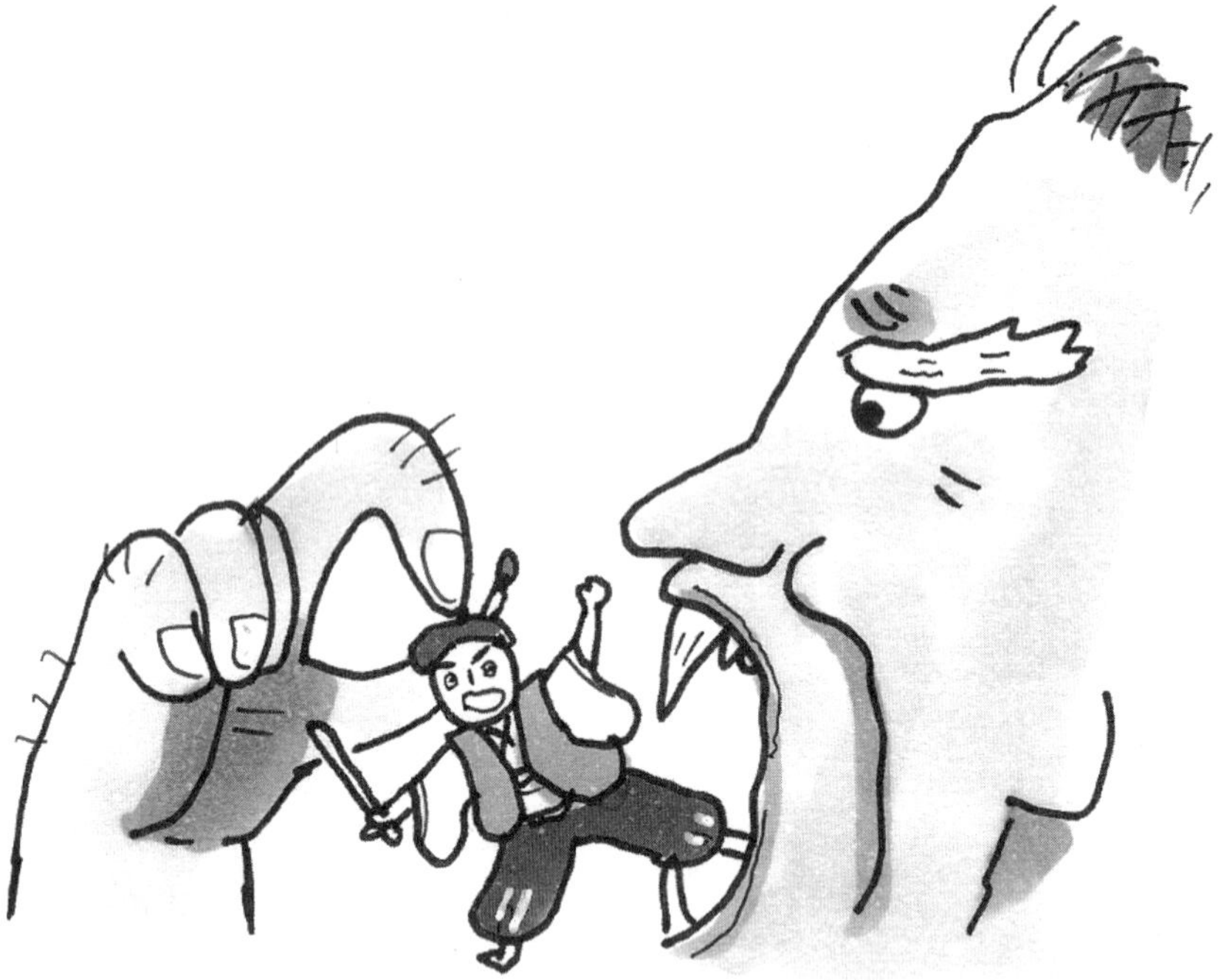

月　日

『一寸法師』

名前

始　時　分

終　時　分

■内容をつかみながら、読みましょう。

一寸法師《いっすんぼうし》は、鬼《おに》のおなかの中を針《はり》の刀《かたな》でちくちくとさし、あばれ回りました。

「こりゃ、たまらん。ゆるしてくれい。」

大鬼《おおおに》は、一寸法師をはき出し、一目散《いちもくさん》ににげていきました。

問い

一寸法師《いっすんぼうし》は、鬼《おに》のおなかの中でどうしましたか？

答え

おなかの中を□の刀《かたな》でちくちくとさしました。

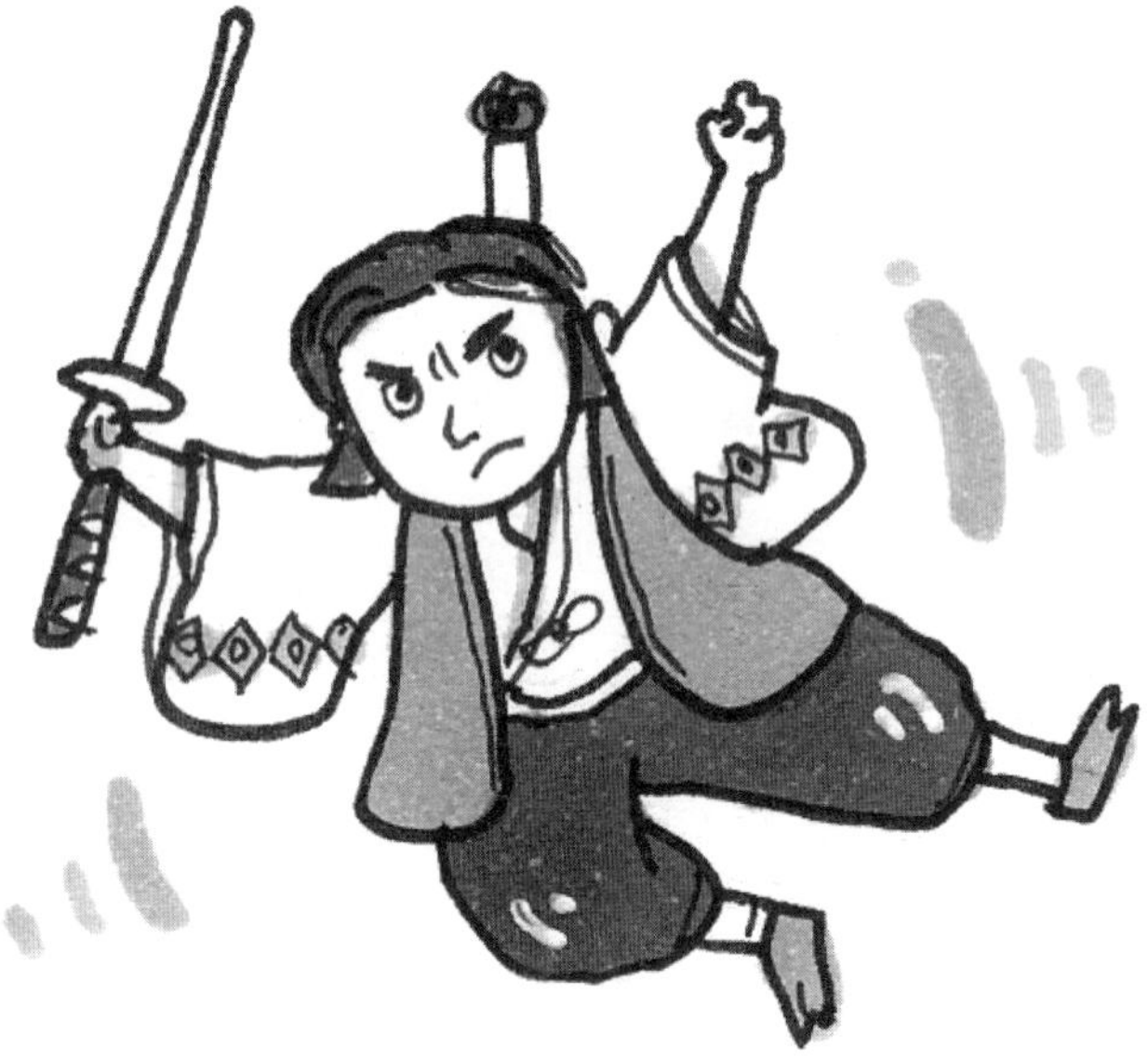

月 日 始 時 分 終 時 分

『一寸法師』

名前

■ 内容をつかみながら読みましょう。

「ああ、よかった。」

見ると、地面の上に鬼《おに》の小《こ》づちが落ちていました。

「まあ。これは、打《う》ち出《で》の小づちといい、願《ねが》いが何でもかなうのですよ。」

お姫《ひめ》さまは、打ち出の小づちを拾いました。

問い お姫《ひめ》さまは、何を拾いましたか？

答え 打ち出の［　　　］を拾いました。

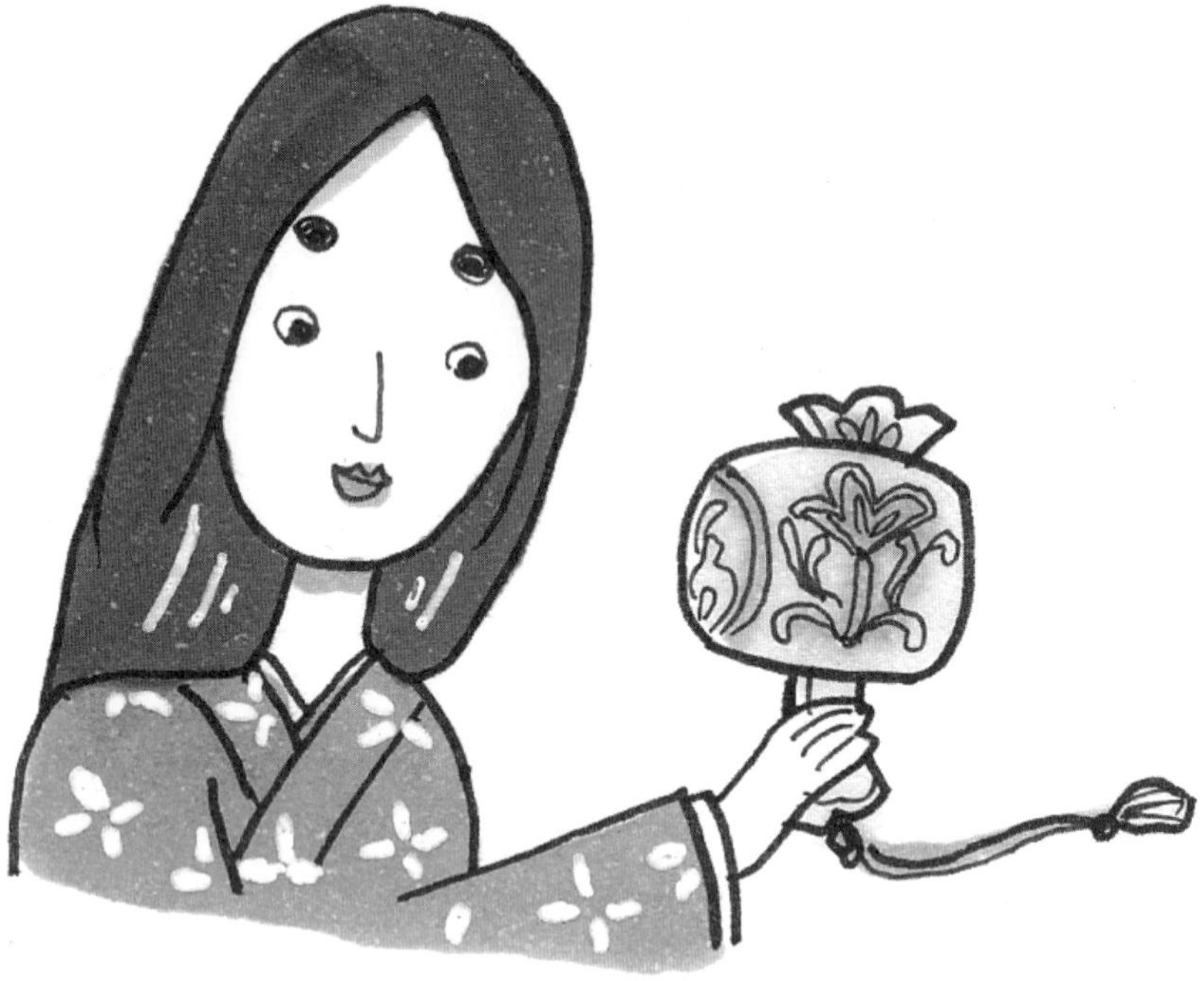

〈おもて〉

□月□日

『一寸法師』

始 □時□分
終 □時□分

名前

■内容をつかみながら、読みましょう。

お姫《ひめ》さまが
「背《せ》、のびろ。」
と、小《こ》づちをふると、
一寸法師《いっすんぼうし》の背が
ずんずんのびました。
りっぱな若者《わかもの》になった
一寸法師は、
後《のち》にお姫さまと
結婚《けっこん》したということです。

問い

小《こ》づちをふると、一寸《いっすん》法師《ぼうし》はどうなりましたか？

答え

背《せ》がずんずん□ました。

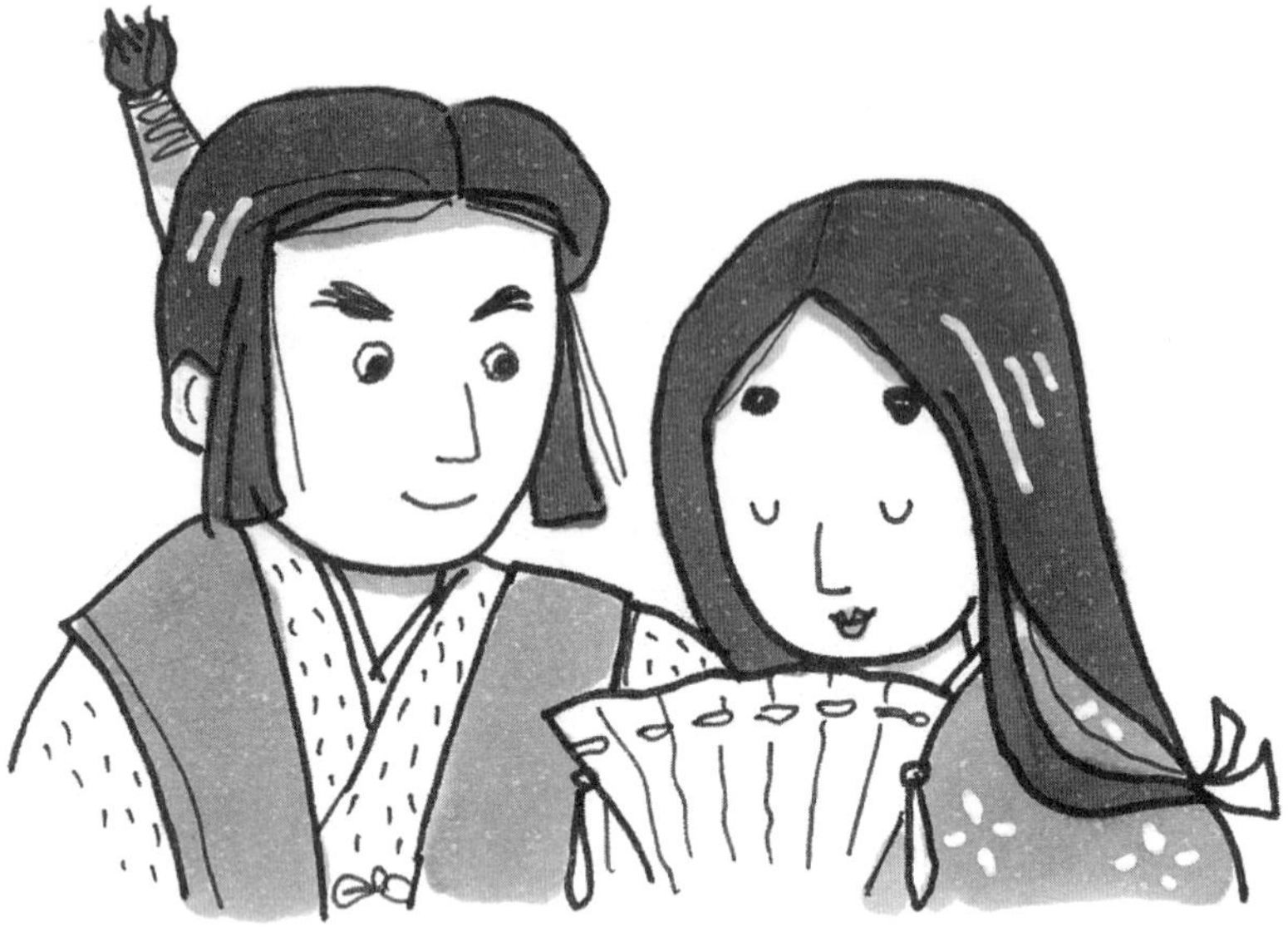

月　日

始　時　分

終　時　分

『大白鳥の空』

名前

KUMON

■文章の流れをつかみながら、読みましょう。

「大白鳥《おおはくちょう》の空」

北海道《ほっかいどう》の湖《みずうみ》には、今年もたくさんの大白鳥が、冬をすごしに来ています。

遠い北の国から、はるばるとんで来たのです。

クォーッ、クォーッ。

広い湖のあちこちから、鳴きかわす声が聞こえてきます。

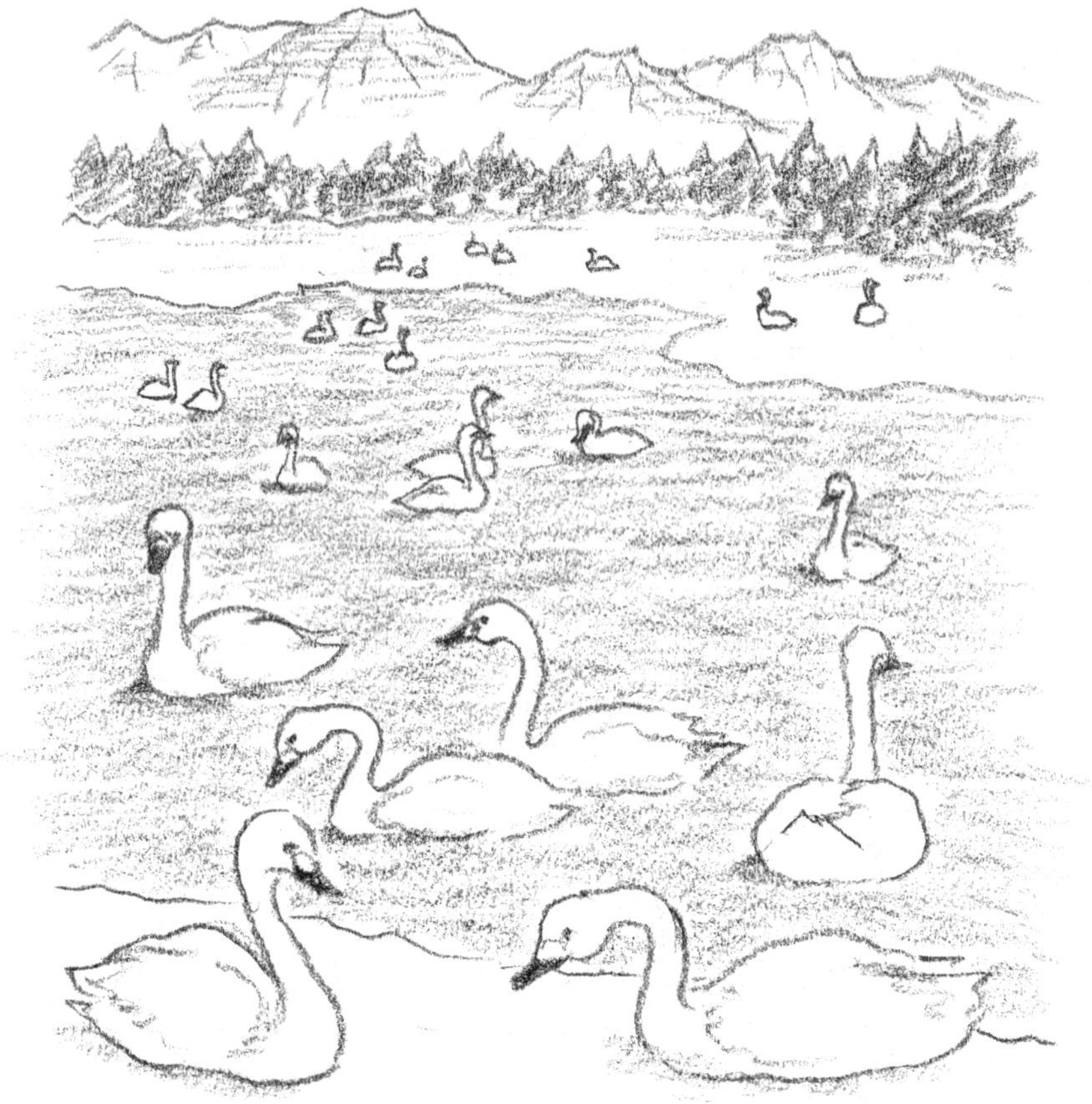

問い

冬になると、北海道《ほっかいどう》の湖《みずうみ》には、何がとんできますか？

答え

たくさんの［　　］がとんできます。

□月□日 始□時□分 終□時□分

『大白鳥の空』

名前

■ 文章の流れをつかみながら、読みましょう。

今日は山の雪が、いつもよりかがやいて見えました。春がすぐそこまで、やってきたのです。明るい春の空が、広がりました。

大白鳥《おおはくちょう》は、いっせいにとびたちました。生まれこきょうの、北の国へ帰るのです。

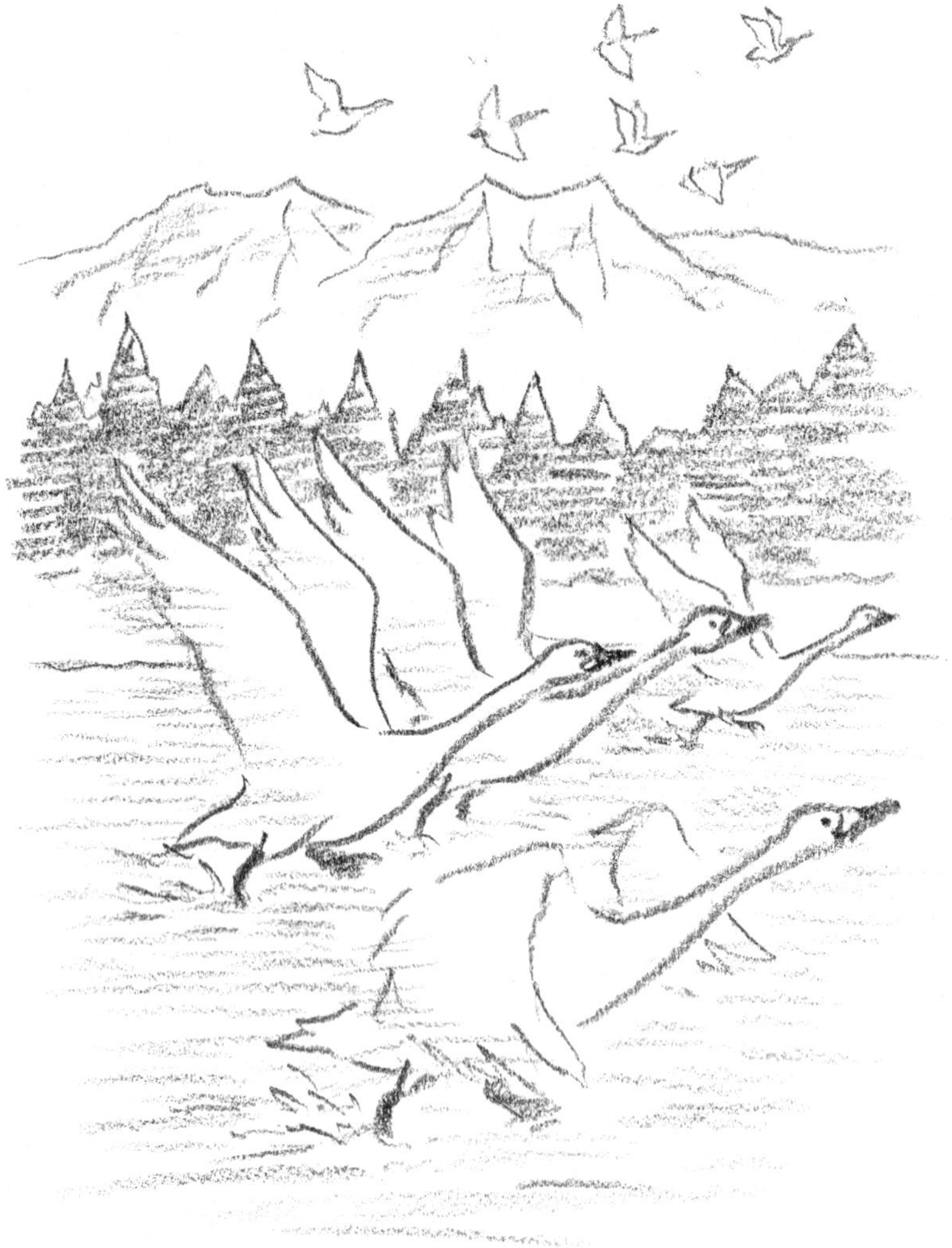

問い

春が近くなりました。大白鳥《おおはくちょう》はどこへ帰りますか？

答え

生まれこきょうの、［　　　］へ帰ります。

『大白鳥の空』

□月□日 始□時□分 終□時□分

名前

■ 文章の流れをつかみながら、読みましょう。

白いつばさが、春の光にかがやきました。

冬の間《あいだ》、じゅうぶん体を休めた大白鳥《おおはくちょう》は、元気いっぱいとんでゆきます。

お父さんが先頭です。家族がその後《あと》に続きます。

夕ぐれがおとずれました。暗くなってもまだ出発できない、六羽《わ》の家族がありました。

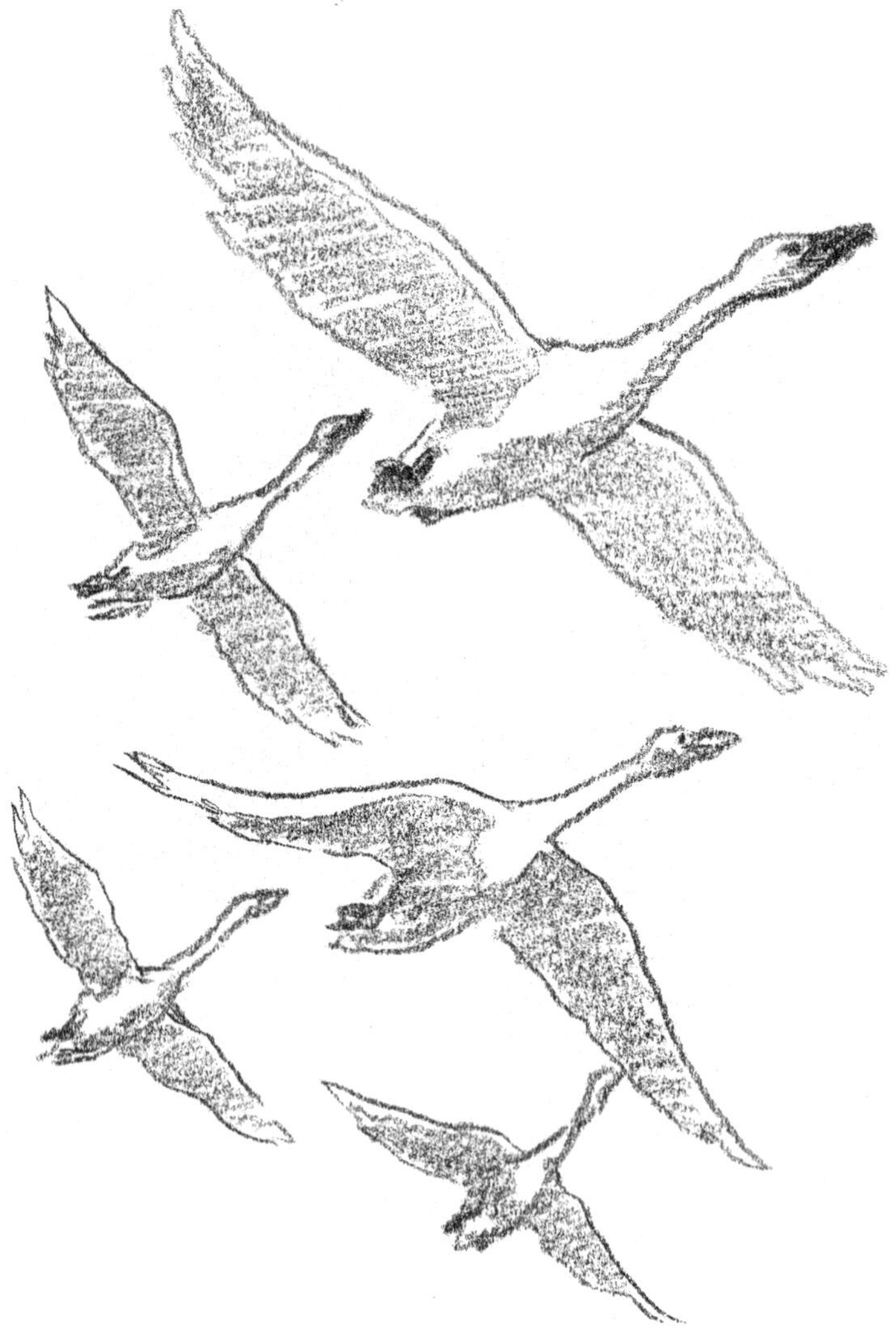

問い

大白鳥《おおはくちょう》の家族がとんでいきます。だれが先頭をとんでいきますか？

答え

[　　　]が先頭をとんでいきます。

月　日

始　時　分

終　時　分

名前

『大白鳥の空』

■文章の流れをつかみながら、読みましょう。

子どもが病気で、とぶことができないのです。

なかまのいなくなった湖《みずうみ》は静《しず》かです。お父さんは、病気の子どもを見ながら、言いました。

「この子が元気になるまで、北の国へ帰るのをおくらせよう。」

お母さんもうなずきました。

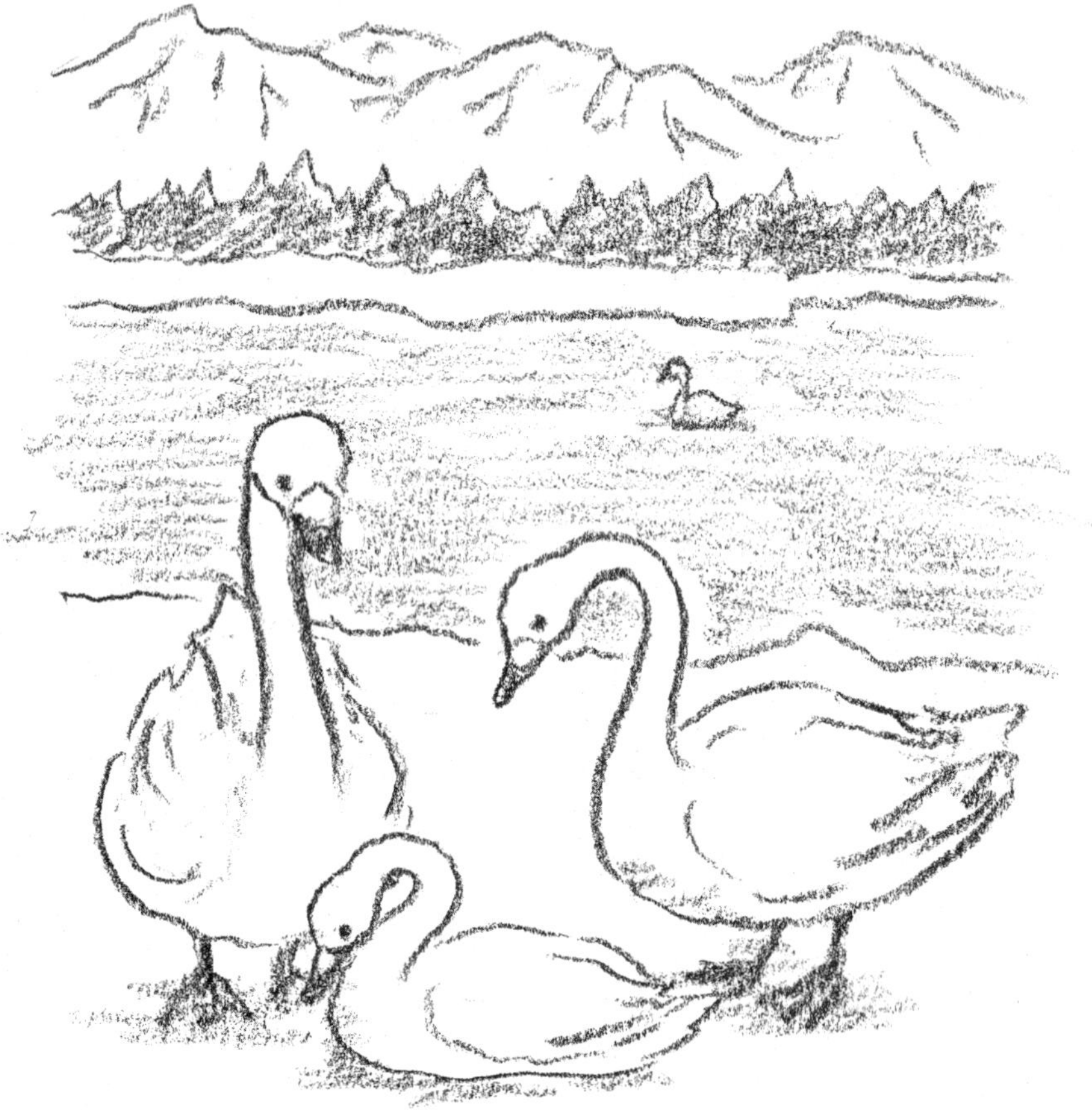

問い

子どもが病気の家族がいます。どうすることにしましたか？

答え

子どもが元気になるまで、北の国へ□のをおくらせることにしました。

□月□日 始□時□分 終□時□分

『大白鳥の空』

名前

■文章の流れをつかみながら、読みましょう。

春は、かけあしでやってきました。

湖《みずうみ》の岸では、黒土《くろつち》が顔をだし、ふくじゅ草《そう》がさきました。

ところが子どもの病気は、少しもよくなる気配《けはい》がありません。それどころか、ますます弱っていくようです。

問い 春が来ました。子どもの病気はどうなっていますか？

答え 少しもよくなる気配がなく、ますます□いくようです。

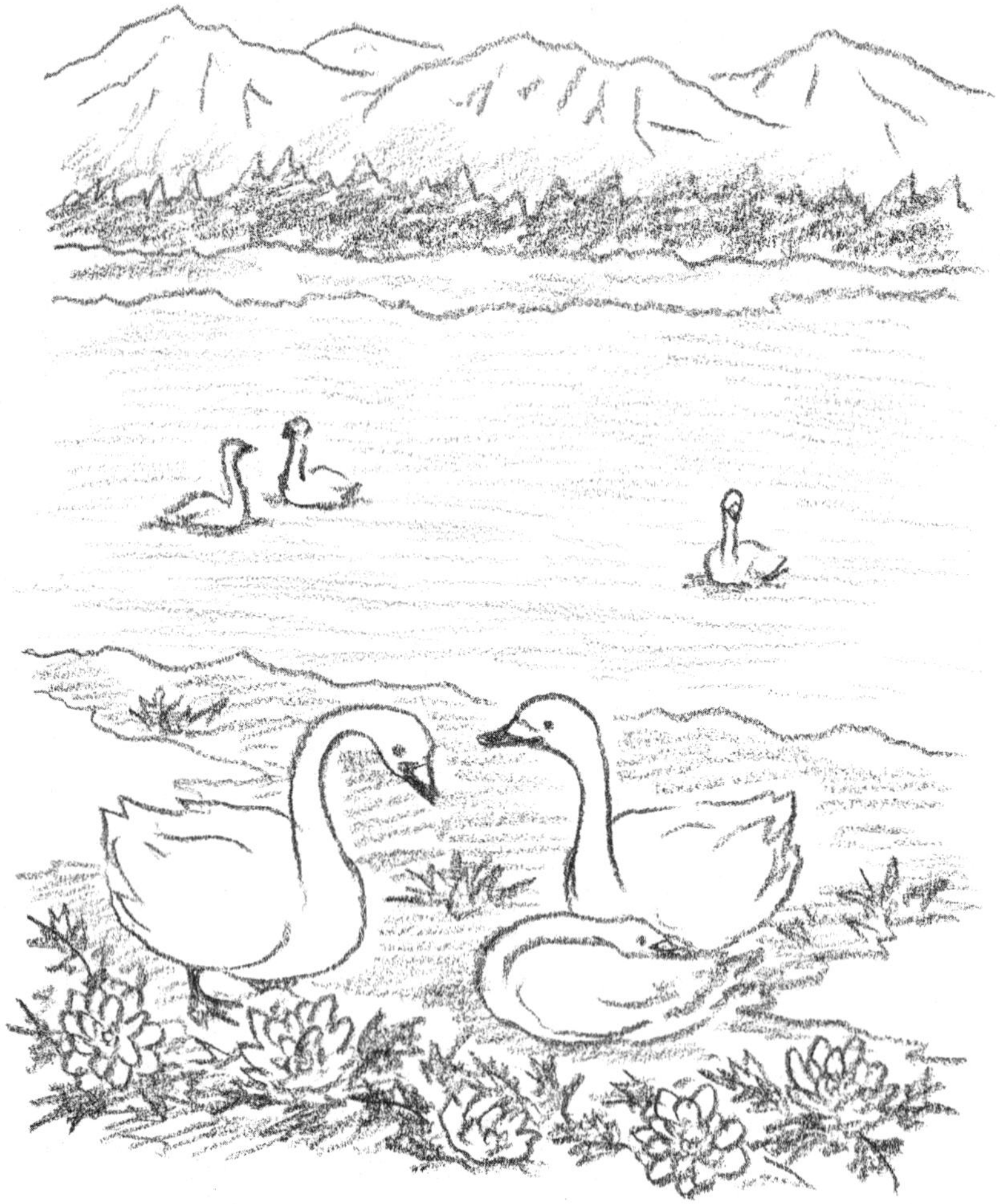

月　日
始　時　分
終　時　分

『大白鳥の空』

名前

■文章の流れをつかみながら、読みましょう。

ある晩《ばん》のこと。家族がねむってしまった後《あと》、お父さんは、月を見ていました。

北の国へ帰らなければならない日が、せまっているのがわかりました。

次の朝、お父さんは、旅立つことに決めました。

病気の子どもをかこんで、親子は鳴きかわしました。

問い　もう北の国へ帰らなければなりません。旅立ちを決めた朝、親子はどうしましたか？

答え　病気の［　　　］をかこんで、親子は鳴きかわしました。

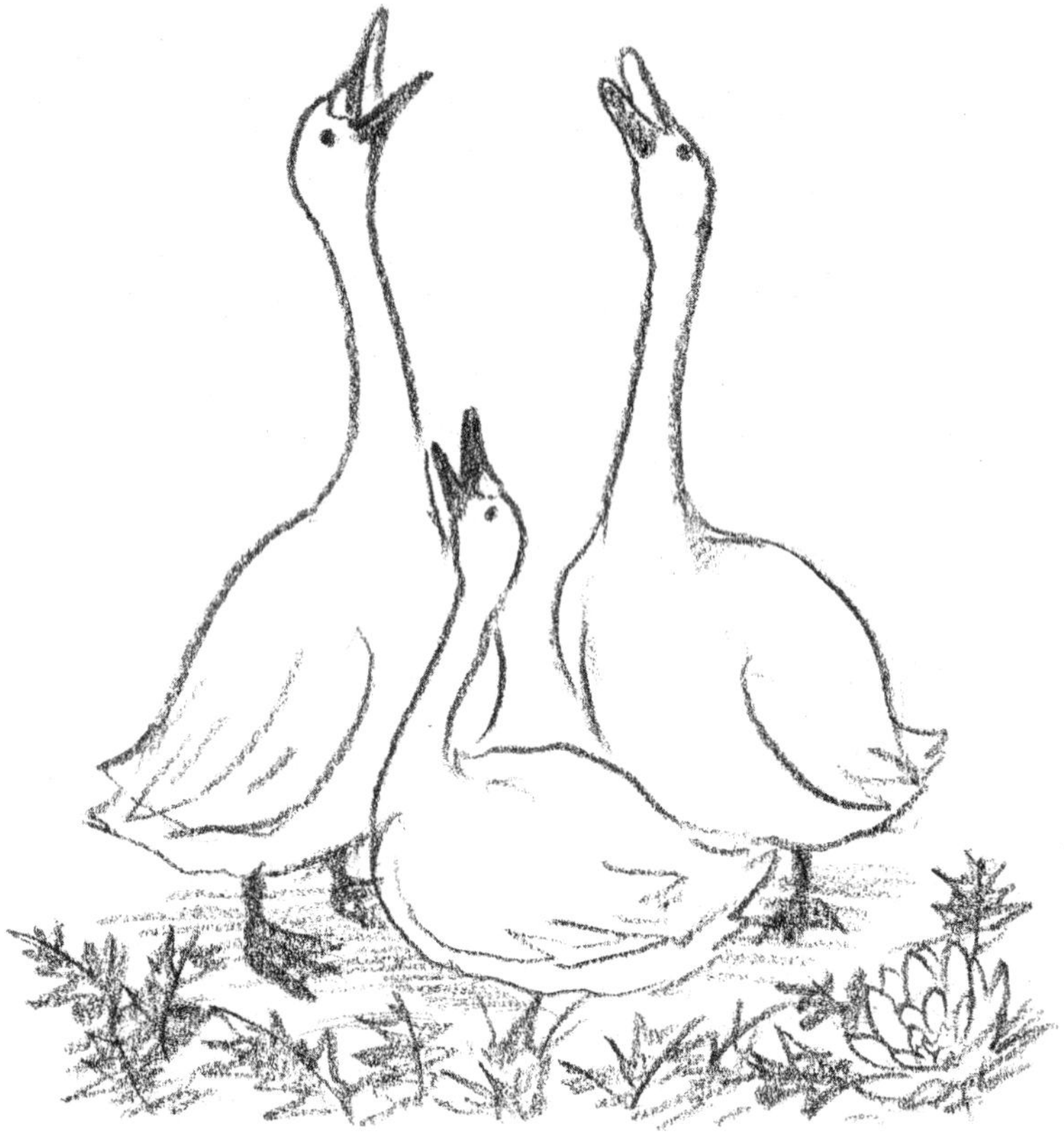

月　日　始　時　分　終　時　分

『大白鳥の空』

名前

■文章の流れをつかみながら、読みましょう。

悲しい声が、湖《みずうみ》に広がってゆきました。

大白鳥《おおはくちょう》の家族は、病気の子どものまわりを、鳴きながらとびまわりました。

子どもは、とぶことができません。悲しい声で鳴くだけでした。

問い 家族は子どものまわりを、とびまわります。子どもはどうしましたか？

答え 子どもは、[　　　]ができず、悲しい声で鳴くだけでした。

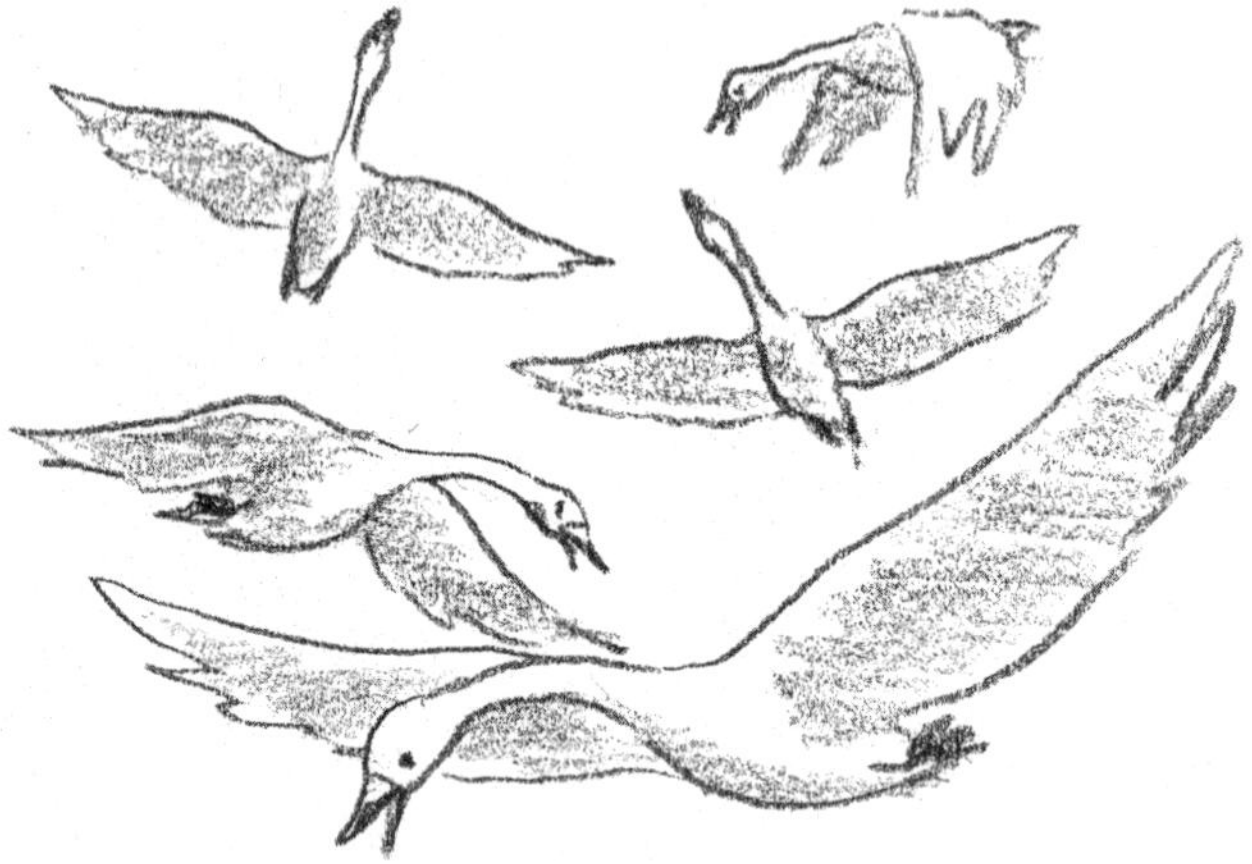

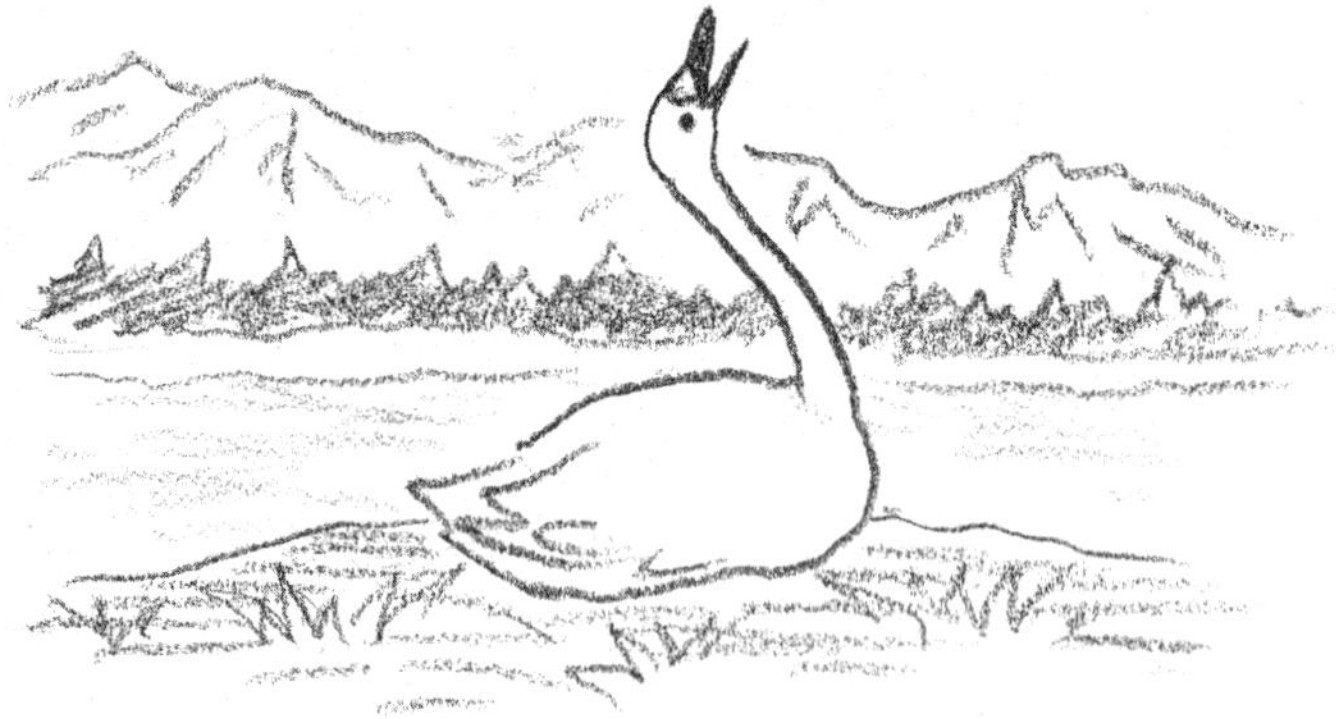

『大白鳥の空』

□月□日
始 □時□分
終 □時□分

名前

■ 文章の流れをつかみながら、読みましょう。

大白鳥《おおはくちょう》の家族は、病気の子どものそばを、はなれました。北の国へ向かうのです。子どもは鳴きながら、後《あと》をおいました。

鳴きかわす声が、だんだん遠くなりました。

お父さんたちのすがたは、山のかげに見えなくなりました。

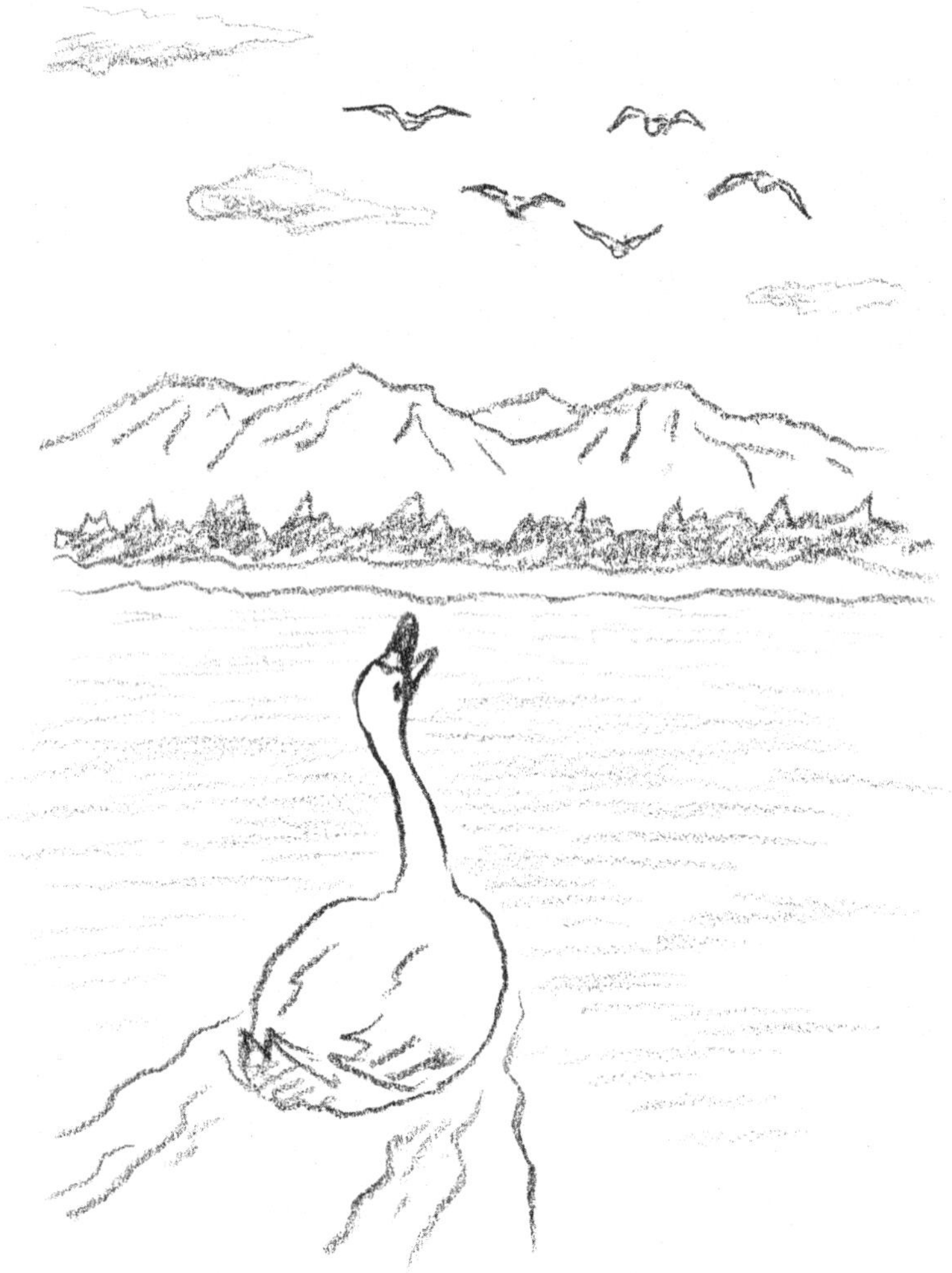

問い

家族は、子どものそばをはなれ、北の国へ向かいました。子どもはどうしましたか？

答え

子どもは、鳴きながら、後《あと》を［　　　　］。

『大白鳥の空』

月 日 始 時 分 終 時 分

名前

■文章の流れをつかみながら、読みましょう。

空にうかんだ白い雲が、お父さんやお母さんに見えました。子どもは、悲しい声で鳴きました。

そのとき、山の上から、はばたく白いかげが、あらわれました。

問い　子どもは、悲しく鳴きつづけていました。そのとき、山の上から何があらわれましたか？

答え　はばたく［　　　　］があらわれました。

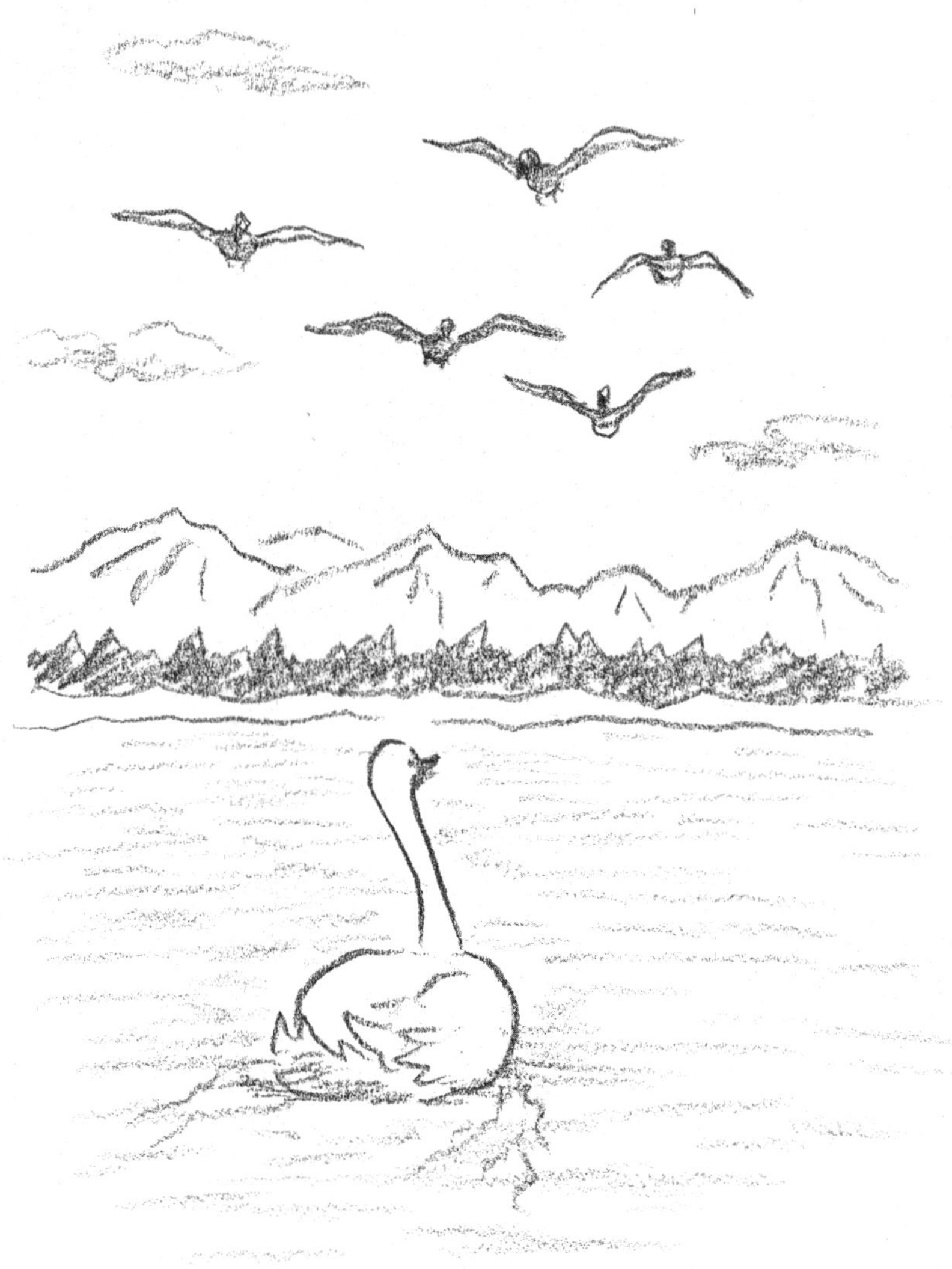

月 日 始 時 分 終 時 分

『大白鳥の空』

名前

■文章の流れをつかみながら、読みましょう。

お父さんたちが、もどってきたのです。

もどってきた家族を見て安心した子どもは、その夜、息《いき》をひきとりました。

湖《みずうみ》にうつる月のかげが、悲しい色でゆれました。

問い 家族がふたたびもどってきました。安心した子どもは、どうしましたか？

答え その夜、［　　］をひきとりました。

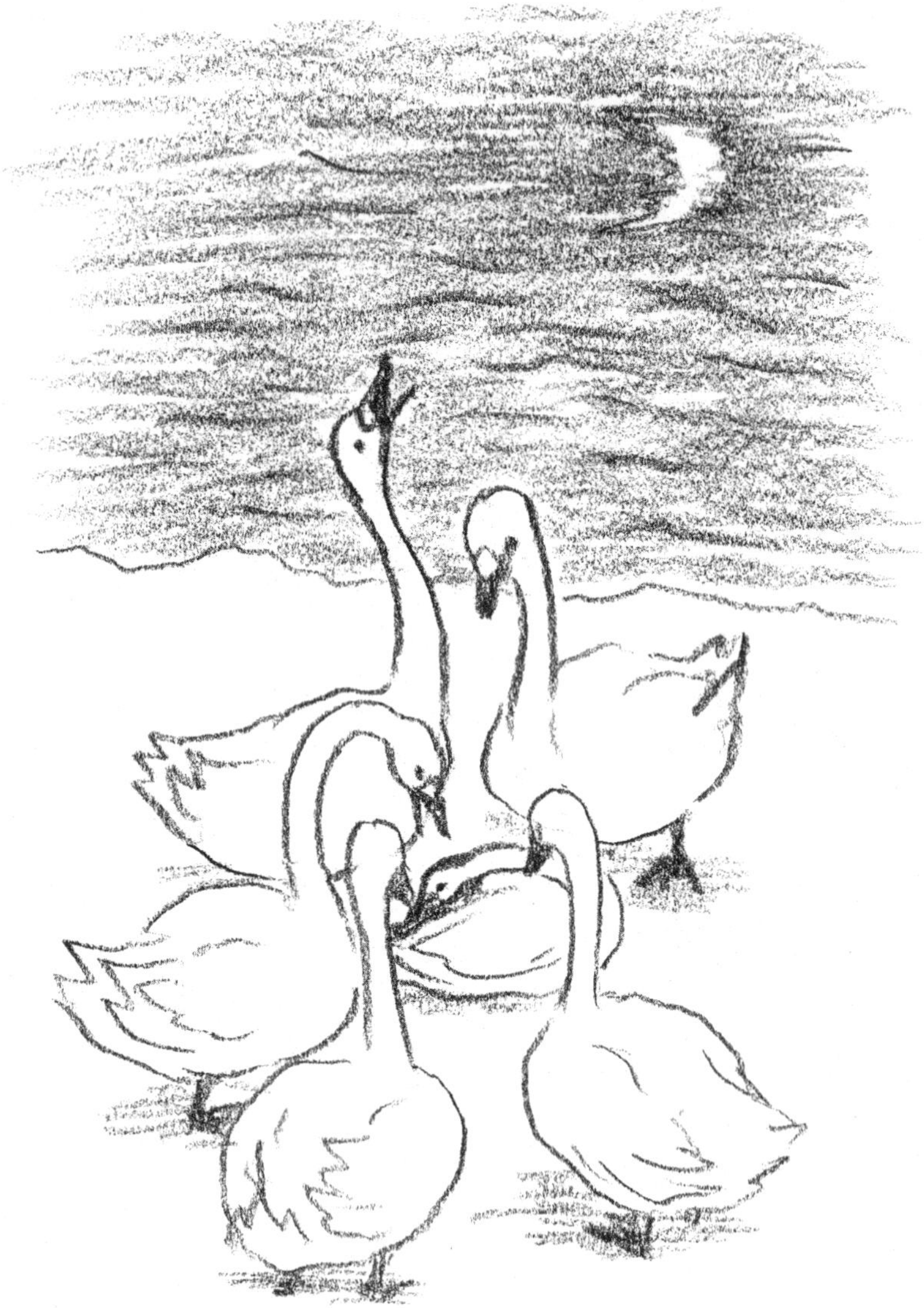

（手島圭三郎『おおはくちょうのそら』リブリオ出版　一部省略あり）

『おこりじぞう』

□月□日

名前

始 □時□分

終 □時□分

■ 一文一文をはっきりと、正確に読みましょう。

「おこりじぞう」

昔。お父さんやお母さんが、まだ、ほんの子どもだったころ。日本は戦争《せんそう》の真《ま》っ最中《さいちゅう》でした。

そのころのことです。広島の町の、ある横町《よこちょう》に、小さな石じぞうが立っていました。

石じぞうは真ん丸い顔をして、いつも、いつも、「うふふっ。」とわらっているように見えました。

問い 石じぞうは、どこに立っていましたか？

答え ［　　　］の町の、ある横町《よこちょう》に立っていました。

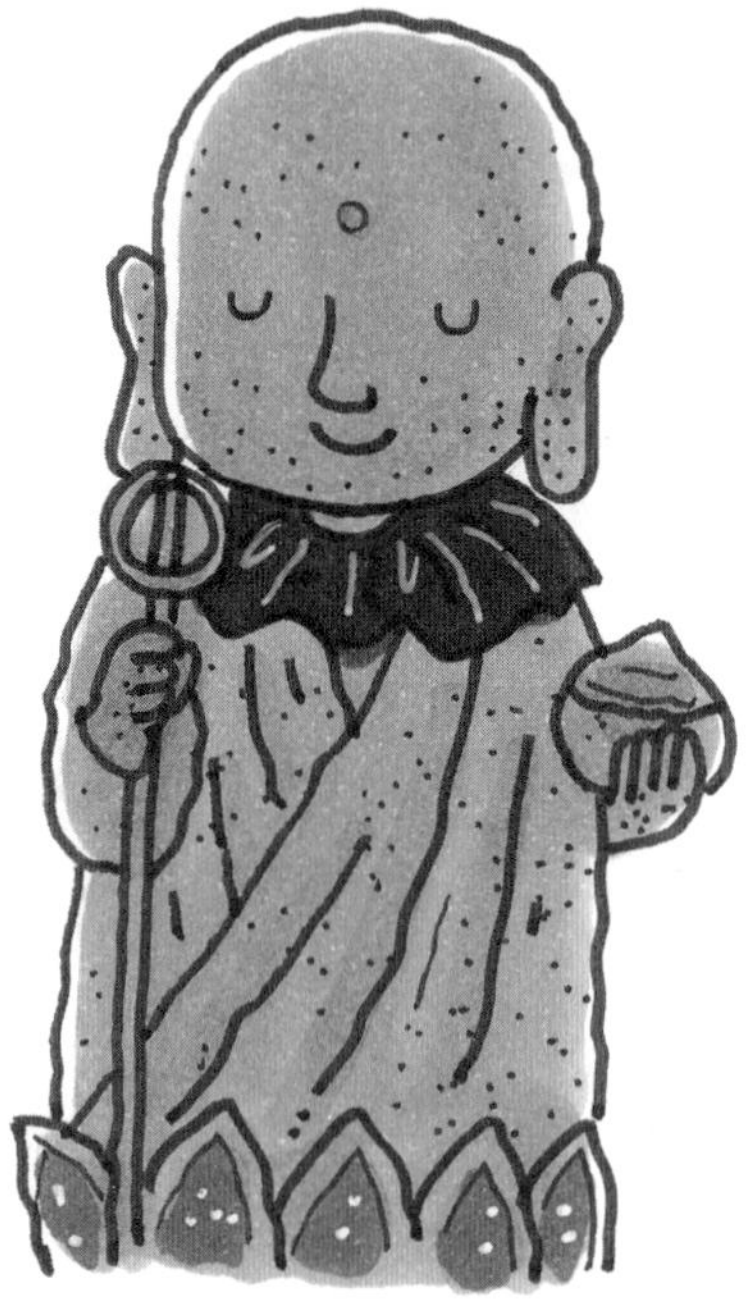

問い 石じぞうはどんな顔をしていましたか？

答え 真ん丸い顔をして、いつも［　　　］いるようでした。

月 日 始 時 分 終 時 分

『おこりじぞう』

名前

■ 一文一文をはっきりと、正確に読みましょう。

ある日、石じぞうのそばを、一人の女の子が通りかかりました。女の子は、

「おじぞうさん、わらってる。」

と言って、自分も、「うふふっ。」

とわらってみせました。

そして、青いスカートをふうわり広げ、スキップをして通りすぎていきました。

問い　石じぞうのそばを通りかかった女の子は、どうしましたか？

答え　おじぞうさんに、うふふっと［　　］みせました。

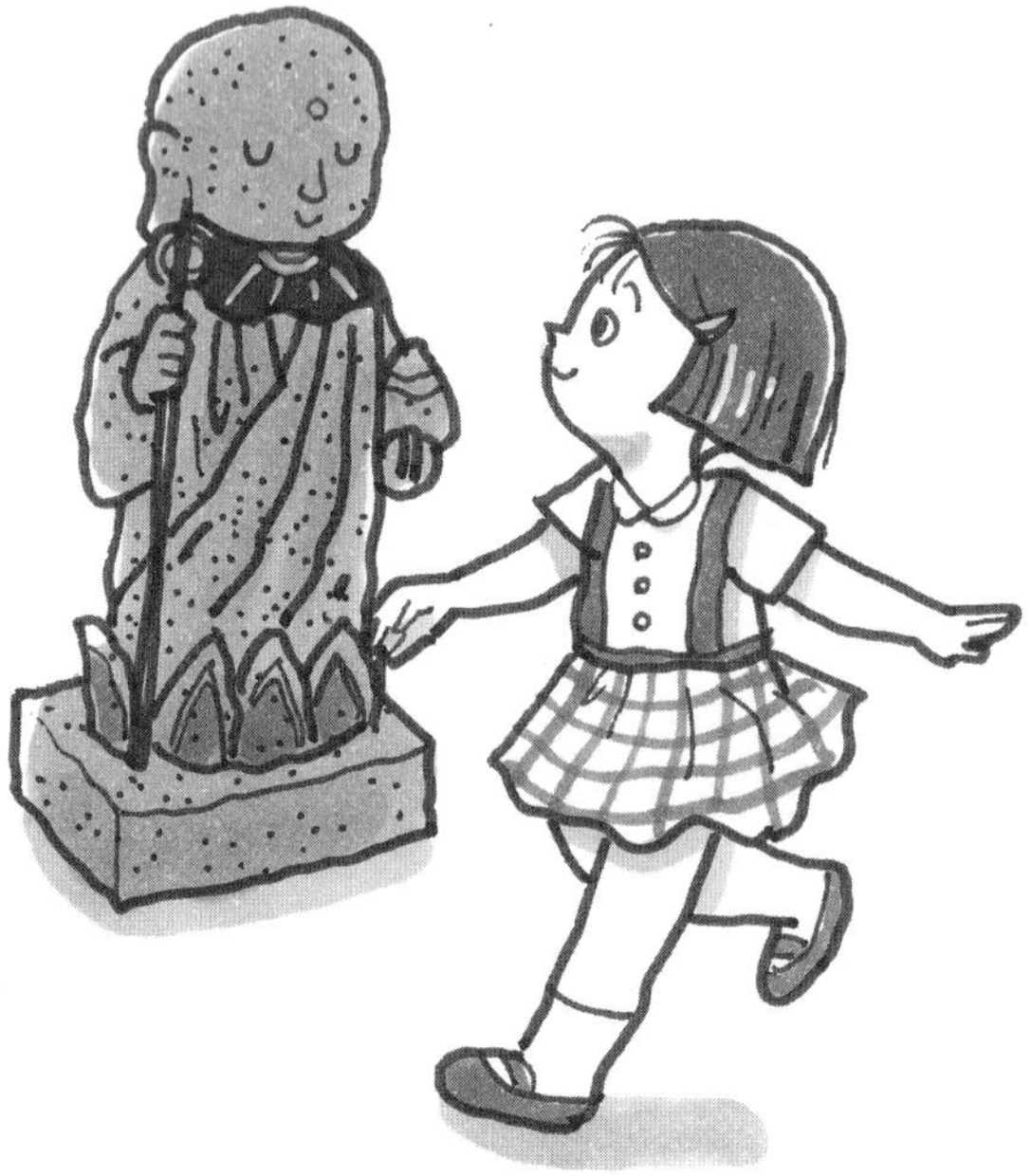

問い　女の子は、どんなスカートをはいていましたか？

答え　［　　］スカートをはいていました。

『おこりじぞう』

月　日　始　時　分　終　時　分

名前

KUMON

■ 一文一文をはっきりと、正確に読みましょう。

　また、ある日、おじいさんが通りかかりました。おじいさんは、ごつごつの手で、石じぞうの頭をなぜてから言いました。

「石じぞうはええ、戦争《せんそう》知らずじゃ。」

　人々は、石じぞうのわらい顔を見て、石じぞうを、「わらいじぞう」とよびました。

問い　おじいさんは、石じぞうに何をしましたか？

答え　ごつごつの手で、石じぞうの［　　］をなぜました。

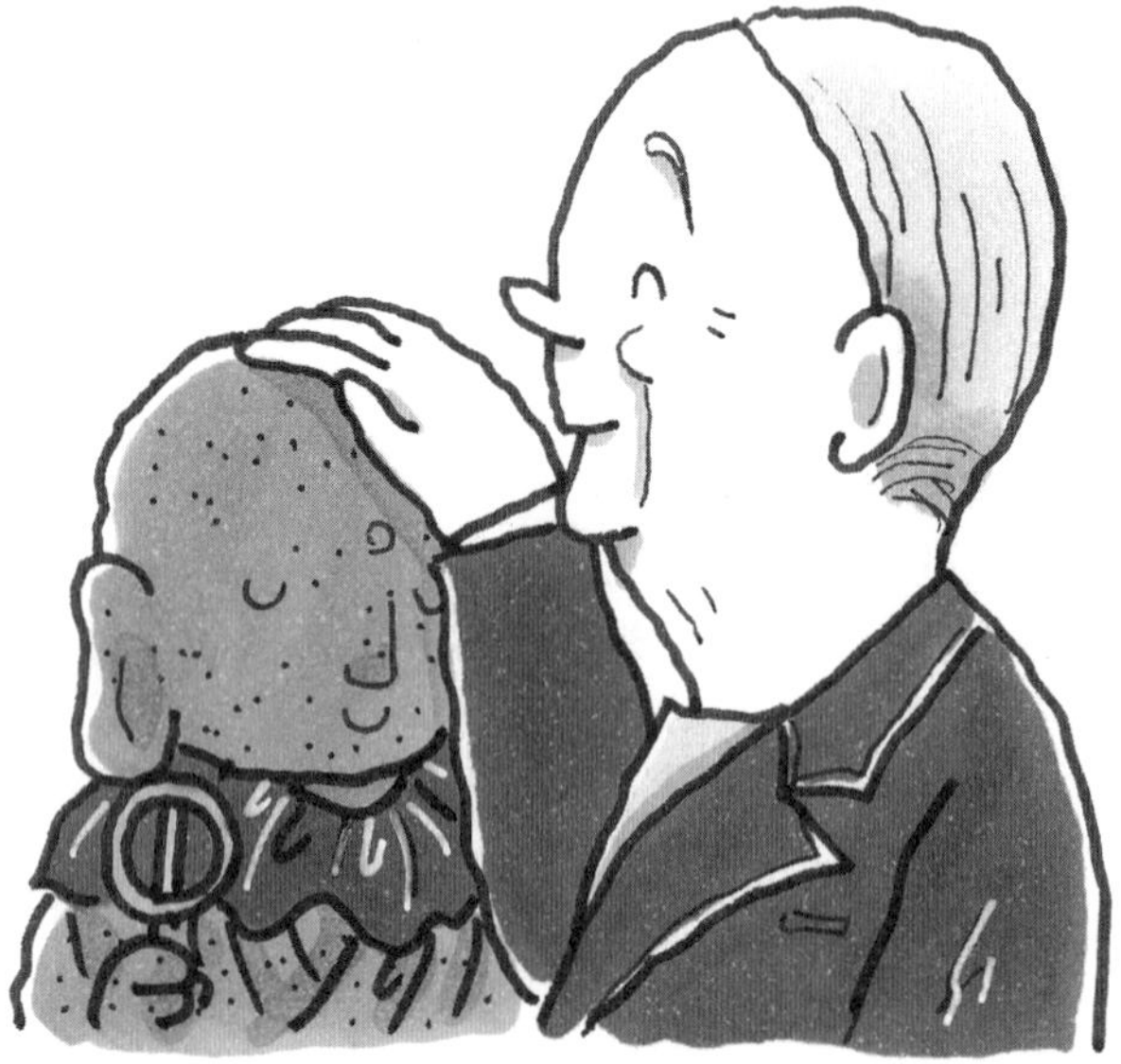

問い　石じぞうは、人々に何とよばれていましたか？

答え　［　　　　］とよばれていました。

月　日

始　時　分

終　時　分

『おこりじぞう』

名前

■一文一文をはっきりと、正確に読みましょう。

その朝も、石じぞうはわらった顔で立っていました。

真《ま》っ青《さお》な空に、とつぜん飛行《ひこう》機《き》があらわれました。米軍《べいぐん》のB《ビー》29というばくげき機です。飛行機は、朝日の中をぐうんとおりてきたと見るまに、広島の町の真ん中めがけて、ばくだんを一発、投げつけました。

問い
ある朝、真《ま》っ青《さお》な空に何があらわれましたか？

答え
とつぜん［　　　］があらわれました。

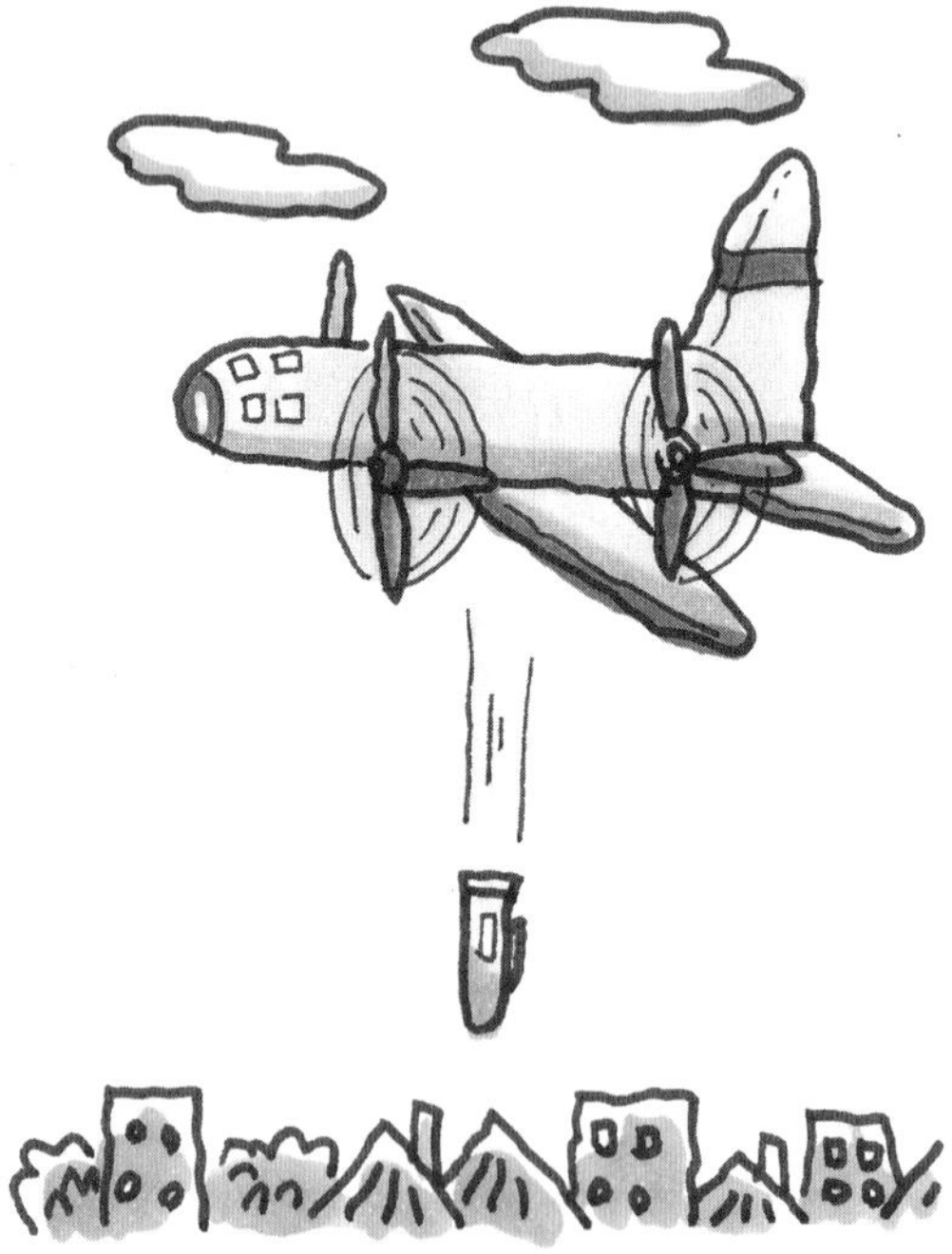

問い
ぐうんとおりてきた飛行機は、どうしましたか？

答え
広島の町の真ん中めがけて［　　　］を一発投げつけました。

月　日

始　時　分

終　時　分

『おこりじぞう』

名前

■　一文一文をはっきりと、正確に読みましょう。

グワ、ワ、ワーン

広島の町は大ばく発しました。

それは原子《げんし》ばくだんでした。

次の日、ようやく火の消えた広島の町は、すみからすみまで焼《や》け野原でした。

ずっと向こうの方から、焼けのこったぼろぎれが、風にふかれてやってきました。

問い 原子ばくだんによって、広島の町はどうなってしまいましたか？

答え すみからすみまで［　　　］になってしまいました。

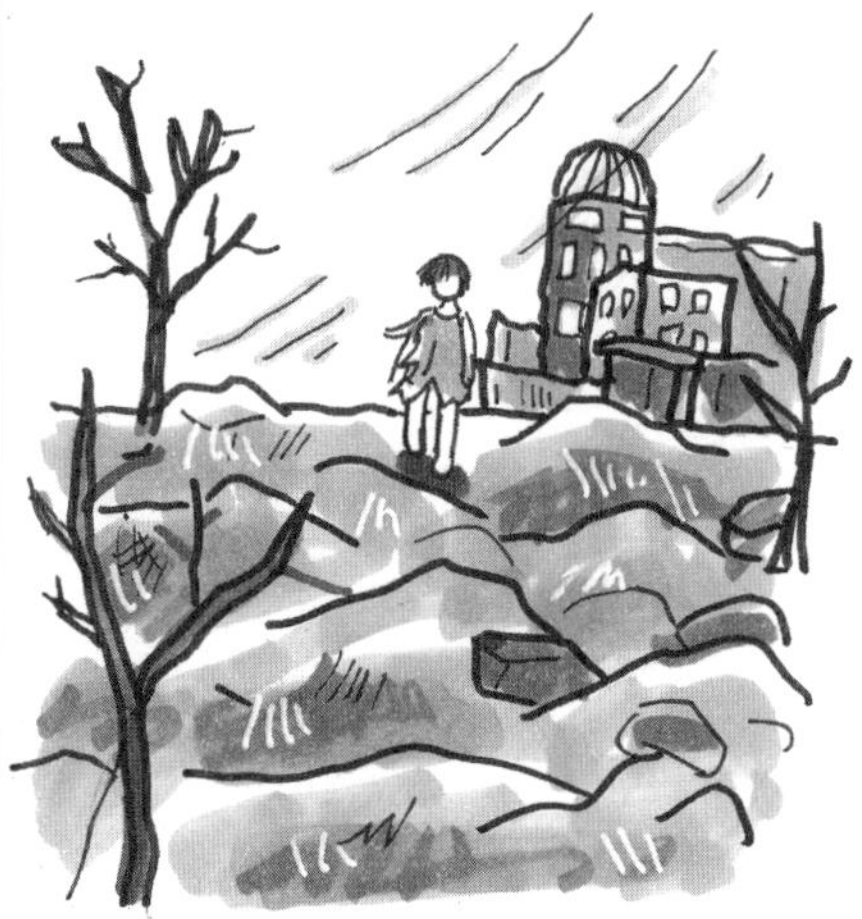

問い 風にふかれて、何がやってきましたか？

答え 焼けのこった［　　　］がやってきました。

月　日　始　時　分　終　時　分

『おこりじぞう』

名前

■ 一文一文をはっきりと、正確に読みましょう。

よく見ると、それはぼろぎれではなくて、やけどをした女の子でした。

女の子は、はだしでした。服もすっかり焼《や》けて、ぼろぎれをまきつけているだけでした。ぼろぎれのところどころに、ほんの少し、うす青い色が見えます。

「おじぞうさん、わらってる。」

と言って、通りすぎたことのある、あの女の子でした。

問い ぼろぎれのように見えたのは、何でしたか？

答え やけどをした□でした。

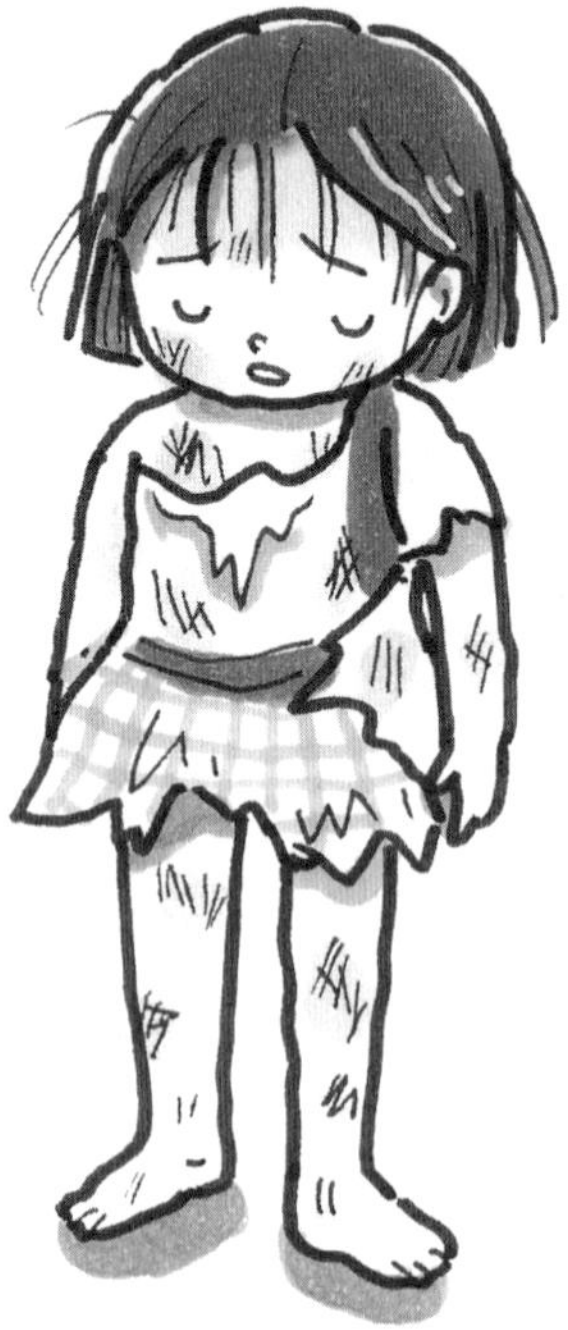

問い 女の子の服は、どんなようすでしたか？

答え ぼろぎれのように焼《や》け、ほんの少し、□色が見えました。

月　日　始　時　分　終　時　分

『おこりじぞう』

名前

■ 一文一文をはっきりと、正確に読みましょう。

　女の子は石じぞうのところまで、ゆらゆらとたどり着きました。けれど、もうひと足も進めなくなったのか、すわりこんでしまいました。

　女の子は、しばらくじっとしていましたが、すぐ目の前に、石じぞうの顔を見つけると、「母ちゃん、水。」と言いました。石じぞうのわらい顔を、お母さんかと思ったのでしょう。

問い 石じぞうのところにたどりついた女の子は、どうしてしまいましたか？

答え 一歩も進めず［　　］こんでしまいました。

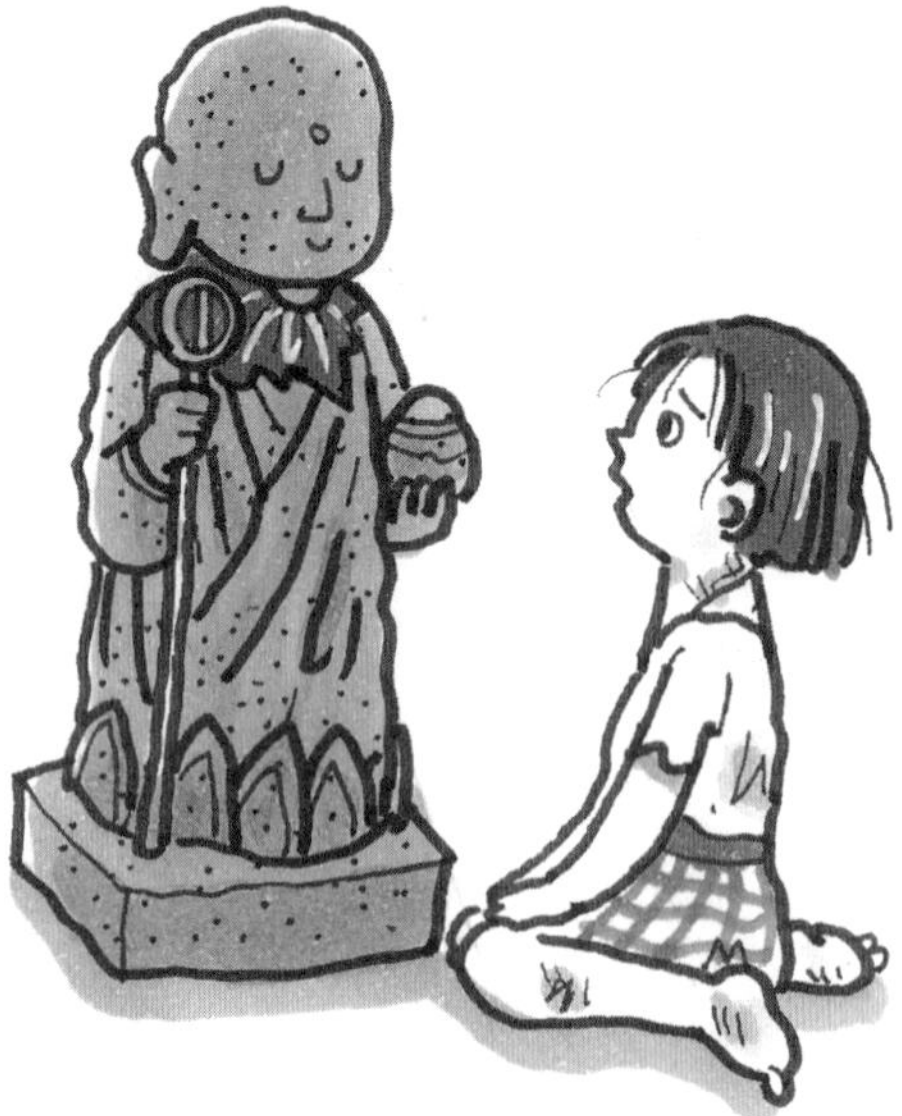

問い 女の子は、石じぞうの顔に何と言いましたか？

答え 「母ちゃん、［　　］。」と言いました。

□月□日 始□時□分 終□時□分

『おこりじぞう』

名前

■ 一文一文をはっきりと、正確に読みましょう。

かさかさにかわいた口を開けて、「水が飲みたいよう。」とくり返します。

太陽の照《て》りつける焼《や》け野原に、水など一滴《いってき》もあるはずがありません。女の子は石じぞうを見つめて、

「水、……ねえ、……水……。」

と言います。そのうちに女の子の声は、だんだん細くなっていきました。

問い

女の子は水が飲みたいとくり返しますが、水はありましたか？

答え

焼《や》け野原で、一滴《いってき》もあるはずが［　　　］でした。

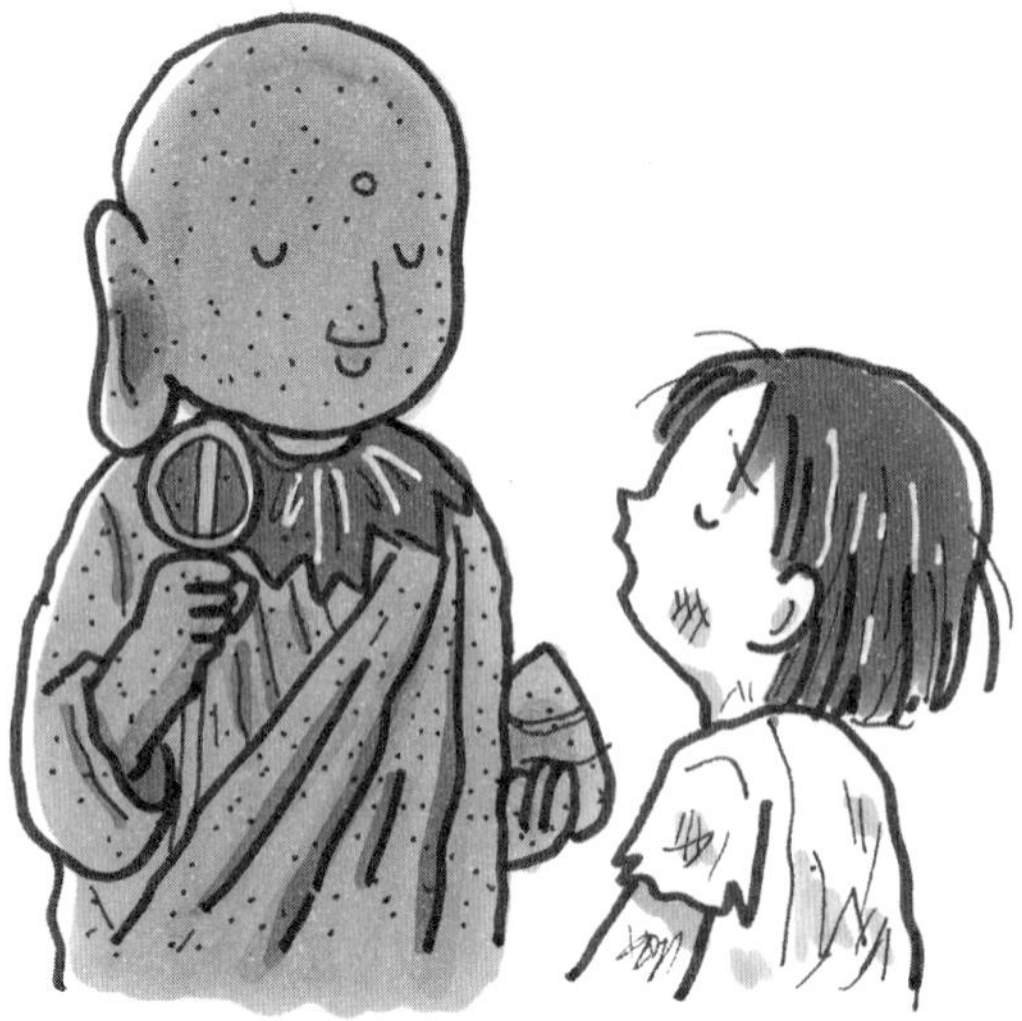

問い

女の子の声は、しだいにどうなっていきましたか？

答え

だんだん［　　　］なっていきました。

□月□日 始□時□分 終□時□分

『おこりじぞう』

名前

■ 一文一文をはっきりと、正確に読みましょう。

　すると、今までわらっていた石じぞうの顔が、少しずつかわりはじめました。ぎゅう、ぎゅう、ぐい、ぐい、ぐいと、力が入っていったのです。

　もう、「うふふっ。」とわらった顔ではなくなりました。口は、ぎゅっとむすんでいます。目はぐっとにらみつけています。

　石じぞうの顔は、こわれてしまいそうに、力いっぱいの顔になりました。まるで仁王《におう》さんの顔です。

問い 石じぞうの顔は、どうかわっていきましたか？

答え ぎゅうぎゅうと力が入り、目はぐっと＿＿＿つけた顔にかわっていきました。

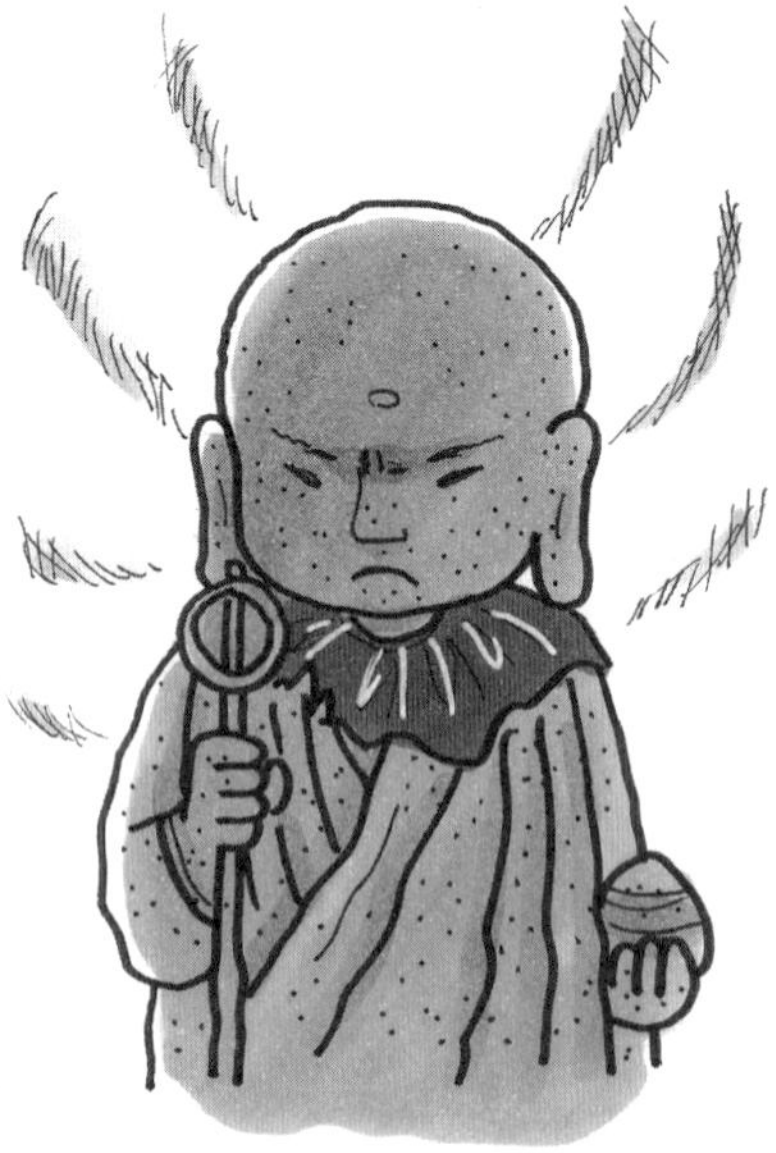

問い 石じぞうの顔は、どんな顔になりましたか？

答え 力いっぱいの顔になり、まるで＿＿＿のような顔になりました。

月　日　始　時　分　終　時　分

『おこりじぞう』

名前

■一文一文をはっきりと、正確に読みましょう。

「……水、……。」

女の子の声は、消えてしまいそうになりました。

そのときです。石じぞうのにらみつけた目玉から、ぽとりと、なみだの玉がこぼれたのです。石じぞうのなみだは、真《ま》ん丸《まる》の玉になって、砂《すな》の上を転がりました。

それから次々になみだは、ぽとぽと、ころころと転がって、女の子の口の中にとびこみました。

問い　女の子の声が消えかかったとき、石じぞうの目玉から何がこぼれましたか？

答え　ぽとりと（　　）の玉がこぼれました。

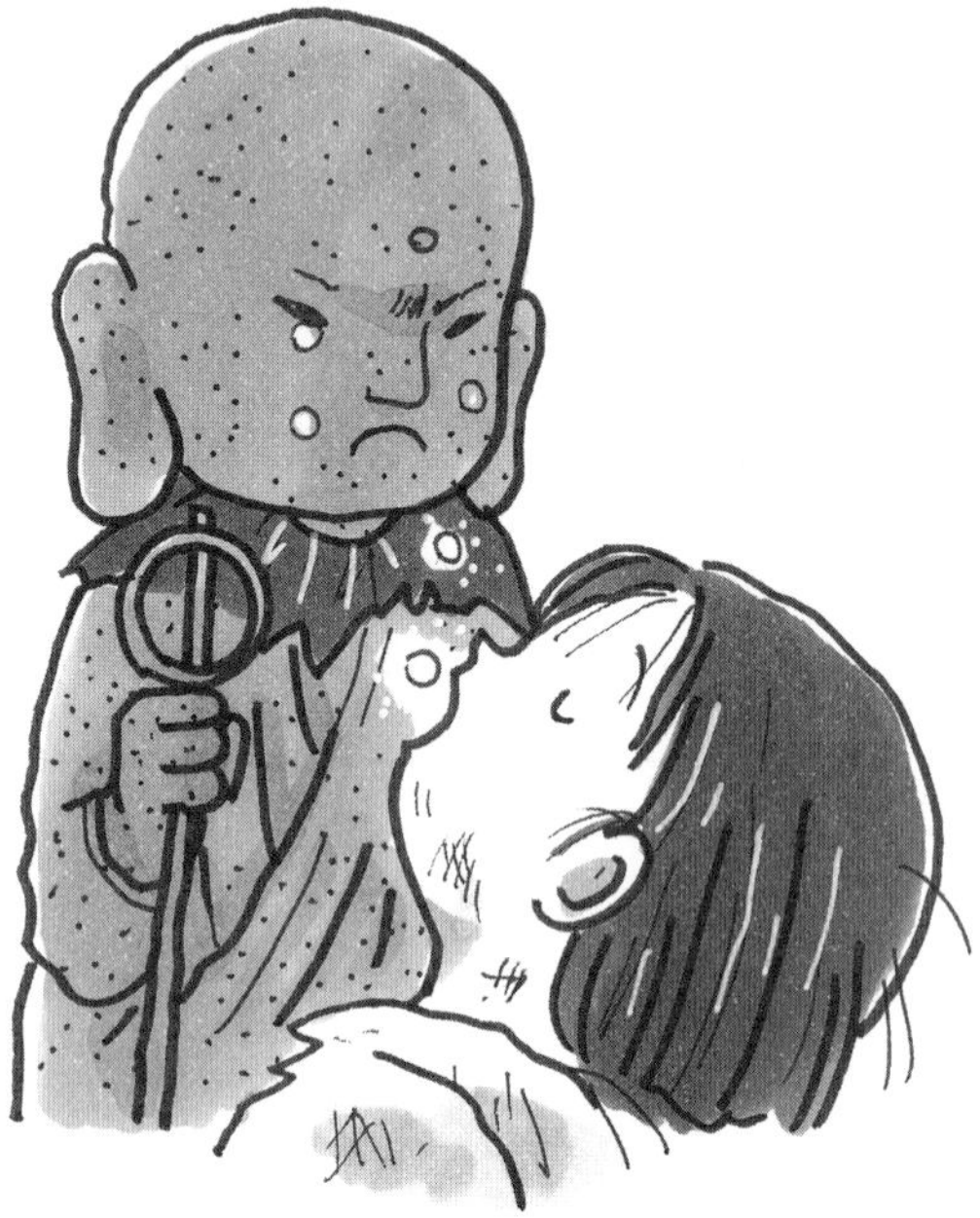

問い　石じぞうのなみだは、どこへいきましたか？

答え　ころころと転がって、女の子の（　　）にとびこみました。

（山口勇子『おこりじぞう』新日本出版社　一部省略あり）

「読み書きA」解答

番号	解答
1	日本全国
2	学問の神様
3	名物
4	弥生時代
5	グラバー園
6	後楽園
7	倉敷
8	香川
9	広島
10	玉砂利
11	大仏様
12	人力車
13	兼六園
14	長良川
15	箱根の山
16	中華街
17	上野
18	神社
19	たらい舟
20	山寺
21	仙台
22	花巻
23	青森
24	富良野
25	特急
26	風
27	草
28	形
29	息
30	木
31	頭
32	方向
33	洗　板
34	貝塚
35	寺子屋
36	石油　上
37	月　日本
38	世界　文化
39	稲作　田
40	神器　広
41	新年　祝
42	目　耳
43	盆　宗教
44	祝　五十

45	脳 読
46	おいのり
47	一寸
48	おわん
49	家来
50	世話
51	(大)鬼
52	飲みこんで
53	針
54	小づち
55	のび
56	大白鳥
57	北の国
58	お父さん
59	帰る
60	弱って
61	子ども
62	とぶこと
63	おいました
64	白いかげ
65	息
66	広島 わらって
67	わらって 青い
68	頭 わらいじぞう
69	飛行機 ばくだん
70	焼け野原 ぼろぎれ
71	女の子 うす青い
72	すわり 水
73	ありません 細く(小さく)
74	にらみ 仁王さん
75	なみだ 口(の中)

脳を鍛える学習療法® ドリル　読み書きA

2005年7月　第1版1刷発行
2006年2月　第2版1刷発行
2021年6月　第2版14刷発行

監　修　川島隆太
編　者　学習療法センター
発行者　志村直人
発行所　くもん出版
〒108-8617　東京都港区高輪4-10-18 京急第1ビル13F
電話　代表　03(6836)0301　営業　03(6836)0305
印刷・製本　精興社

カバー・本文デザイン　スーパーシステム
カバーイラスト　鯰江光二
本文イラスト　角　愼作

ISBN978-4-7743-1046-6

CD34193

「愛読者アンケート」ご協力のお願い

このたびは、『学習療法ドリル』をお買い上げいただき、誠にありがとうございます。
今後の商品開発・改訂の参考にさせていただきますので、率直なご意見・ご感想をお聞かせください。下のアンケートは、FAXまたは郵便はがきにてお送りください。

返信方法

FAXの場合
回答をAB(表)に記入し、ページごとご返信ください。

はがきの場合
回答をAC(裏)に記入し、点線で切り取ってご投函ください。

※重複を避けるため、いずれか一方の方法でご返送ください。

「愛読者アンケート」個人情報保護について

「愛読者アンケート」にご記入いただいたお客さまの個人情報は、以下の目的にのみ使用し、他の目的には一切使用いたしません。
①弊社内での商品企画の参考にさせていただくため。
②ご希望のかたへ、学習療法のご案内や、教育情報等の資料をご提供するため。
(資料の送付・ご案内は、学習療法センターおよび公文教育研究会よりさせていただきます。)
お客さまの個人情報の訂正・削除につきましては、下記の窓口までお申しつけください。

くもん出版お客さま係　東京都港区高輪4-10-18　京急第1ビル 13F
フリーダイヤル0120-373-415(受付時間 月~金 9:30~17:30　祝日除く)
E-mail info@kumonshuppan.com

くもん出版 アンケート係 受付FAX番号:フリーダイヤル0120-487576

きりとり線

郵便はがき

恐れ入りますが、切手をお貼りください。

108-8617

東京都港区高輪4-10-18
京急第1ビル 13F
(株)くもん出版
お客さま係 行

【個人で購入の方】　34193　読み書きA

フリガナ		学習者	本人・親
お名前			その他(　　　)
ご住所	〒　都道府県		
ご連絡先	TEL　(　　　)		
Eメール	@		

【施設で購入の方】

フリガナ		区分	フリガナ	
施設名		特養・老健・病院・DS DC・GH・訪問・その他	ご担当者名	
ご住所	〒　都道府県			
ご連絡先	TEL　(　　　)			
Eメール	@			

「くもん出版商品カタログ」の送付を希望されますか?　(　はい　・　いいえ　)

A

きりとり線

FAX用　34193 読み書きA

学習された方の生年月・性別	生年(西暦下2ケタ)・月	性別
	年　月	男/女

Q1 いつ、どこでご購入になられましたか。
いつ:　年　月　どこで:書店名

Q2 購入動機はなんですか。

Q3 購入価格についてお聞きします。
1.高い　2.ちょうどよい　3.安い

Q4 以下の点についてお聞かせください。
①ドリルの難易度　1.やさしい　2.ちょうどいい　3.難しい
②学習者のご様子
1.楽しそうにどんどん学習した
2.つまるところもあったが、ほぼ楽しそうに学習した
3.うまく学習できず進めるのに苦労した
4.その他(　　　)

Q5 1~12ページを読んで、学習療法のやり方はわかりましたか。
1.よくわかった　2.ほぼわかったが、わからないところもあった
3.よくわからなかった
わからなかったところ

Q6 学習療法についての資料送付を希望しますか。　はい・いいえ

Q7 このドリルについてのご意見・ご希望など自由にご記入ください。

ありがとうございました。

B

きりとり線

郵便はがき用　　34193　読み書きA

学習された方の生年月・性別	生年（西暦下2ケタ）・月	性別
	年　月	男／女

Q1 いつ、どこでご購入になられましたか。
いつ：　年　月　どこで：書店名

Q2 購入動機はなんですか。

Q3 購入価格についてお聞きします。
1.高い　2.ちょうどよい　3.安い

Q4 以下の点についてお聞かせください。
①ドリルの難易度　1.やさしい　2.ちょうどいい　3.難しい
②学習者のご様子
1.楽しそうにどんどん学習した
2.つまるところもあったが、ほぼ楽しそうに学習した
3.うまく学習できず進めるのに苦労した
4.その他（　　　）

Q5 1〜12ページを読んで、学習療法のやり方はわかりましたか。
1.よくわかった　2.ほぼわかったが、わからないところもあった
3.よくわからなかった
わからなかったところ

Q6 学習療法についての資料送付を希望しますか。　はい・いいえ

Q7 このドリルについてのご意見・ご希望など自由にご記入ください。

C　　ありがとうございました。